筋膜×瑜伽
訓練全書

圖解7大筋膜線×77組動作

用瑜伽調節筋膜張力，
身體不卡不緊繃

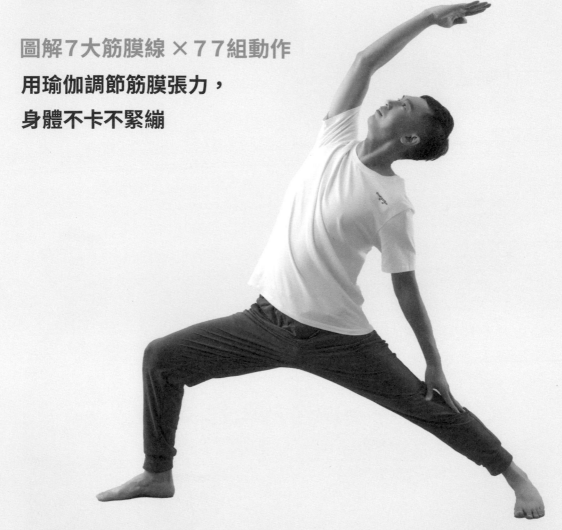

蔡士傑 Janus Tsai ——著

Contents

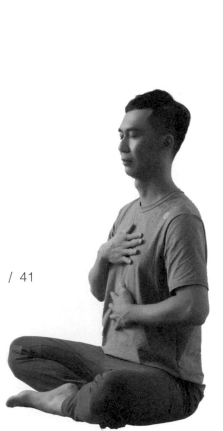

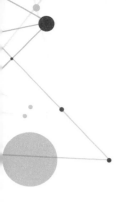

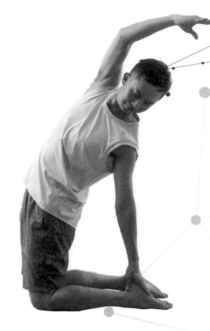

第三章
「筋膜整合瑜伽」動作練習

· 「筋膜整合瑜伽」的練習原則

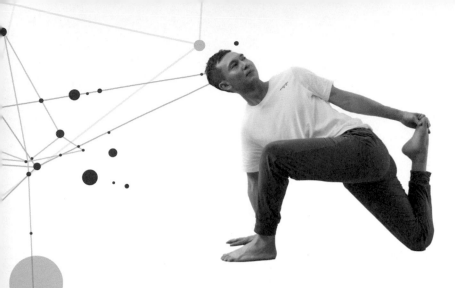

功能線

第四章
綜合性練習範例

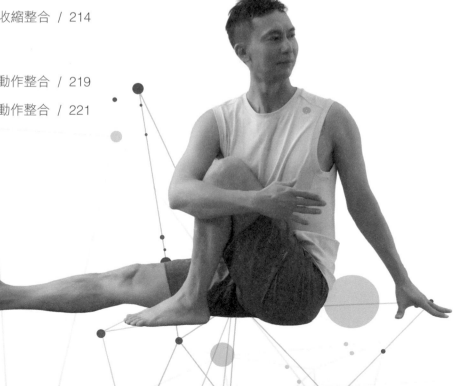

前　言

　　每次要提筆寫文章和寫書之前，我總會在心裡想著，究竟我想要傳遞些什麼樣的訊息及知識給大家？在開始下筆寫這本書的時候，甚至是在每次寫稿的過程中，我也不斷地反覆詢問自己相同的問題，到底什麼樣的內容才能讓讀者朋友們受益最多，同時減少訊息傳遞的偏誤。

　　身為一位瑜伽療癒師（Yoga Therapist），我們的使命是協助人們從生理、心理、社會環境、精神層面來促進及恢復健康。不過，可能**多數人一聽到「筋膜」兩個字，馬上就會聯想到用滾筒、按摩球或筋膜槍來放鬆身體，但其實對於筋膜的健康促進，並不只是如此而已**，它還包含了筋膜的剛性、彈性、張力整合等部分需要一併考量，也與你的心理狀態、生活型態及精神層次相關連。

　　在我學習及運用筋膜技法十餘年的時間裡，不斷思考如何才能將筋膜的概念，更全面地融合入我所擅長的瑜伽療癒（Yoga Therapy）教學中，多年下來總算是有了些小小的心得，也從眾多學員的回饋及身心改變上，看見了許多令人鼓舞和驚喜的效益。而這一切都要感謝每一位給予我回饋的學員，以及曾經指導過我的老師們：解剖列車（Anatomy Trains）的湯瑪斯・邁爾斯（Thomas Myers）和茱莉・哈蒙德（Julie Hammond），筋膜瑜伽多面向運動（ZOGA Multidimensional Movement）的沃伊泰克・卡考斯基（Wojtek Cackowski），以筋膜適能（Fascial Fitness）的比阿特麗斯・鮑姆加特納（Beatrix Baumgartner）。

　　在這本書中，我會在前半部針對筋膜和瑜伽療癒的觀點進行簡要解說，但如果某些內容對你過於艱澀或難以理解，請不要太在意，因為我將會以「實用」的角度為出發點，讓讀者朋友即使無法完全理解筋膜的

科學理論，也可以運用後面介紹的動作技巧，來改善疼痛及其他的身心困擾。

關於動作技巧的設計，我將依據不同的「肌筋膜線」來進行介紹，讓大家能夠更有系統地安排練習菜單，並針對不同的面向來改善筋膜健康。最後我也會針對不同族群和身心狀況者，提供一些動作組合的參考指引，希望能讓每個人都找到自己適用的練習方式。

或許正在翻閱這本書的你，有一些長年困擾你的疼痛或身體不適症狀（如頭痛、水腫或失眠等），也或許你是一位瑜伽或運動教學者，我都希望這本書的內容能為你開啟另一扇門，協助你從不同於過往的方式，幫助自己和他人改善身心健康。

如果你未曾進行過這樣的身體練習，我想邀請你給予自己一次嘗試的機會，我相信它能為你帶來截然不同的體驗，也能夠幫助你改善許許多多的身心問題，帶來更美好的生活品質與人生。

學員練習分享

在墊子上獲得的啟發，能帶回生活中體會與實踐

Christina ｜ 譯者

Janus 老師，開啟了我對瑜伽的全新認識。

課堂中沒有高度彎折和扭轉的動作，新手也能跟著老師清楚的解說，以及漸進深入並增加強度的課程安排，自然進入狀況。儘管沒有高難度的體位法，但老師的課程卻也不大輕鬆，每個動作都是對身體不同部位的鍛鍊。然而，在面對有挑戰性的動作時，我不再像以往害怕受傷與做錯，因為老師會時時提醒「適度」，或再多一點挑戰就好。沒有所謂的正確姿勢或完美到位，大家都可以根據身體的狀況隨時微調，自行決定每個動作所要做到的程度與維持的時間，因為我們才是自己身體的主人。

Janus 老師的課，不僅練身體，也練心。上課時，除了身體與呼吸，老師也會帶領我們去覺察感受、情緒、想法和意識。我經常隨著老師的引導，感覺身心進入了新的世界。例如，老師會提醒我們，身體的感覺不等於頭腦的想法。我們在動作中覺得格外費力時，究竟是因為身體的累，還是大腦告訴自己很累？放掉這個想法後，身體的感覺會不會不太一樣？老師也會鼓勵我們擴大意識的範圍，不要執著或專注在酸痛和緊繃這些明顯強烈的感受，也試著去留意其他因為低調細微而被自己忽略的感受。

在課堂上，我的身心總是一起在工作，一起在發揮與貢獻，這讓我感受到身心合一的完整。我也逐漸學到，身體愈出力，呼吸愈要放鬆，在動作的辛苦中，也能試著找到舒服的地方，這讓我了解瑜伽所追求的平衡。我最喜歡的是，上課時身心獲得的啟發，都能帶回生活中，去體會與實踐。原來，Janus 老師教的不僅是瑜伽，也是一種面對生活、面對人生的方式。

練習完「筋膜整合瑜伽」，明顯感受到水腫消退

Jenny ｜久坐上班族

十幾年前，加入了大型瑜伽會館，當時一有空，就會嘗試上上看不同老師的課程。上了幾輪後，發現特別喜歡上 Janus 老師的課，覺得上完老師的課，說不上來的，總是感到特別的安心與舒服，就成為老師課堂上的「常客」。

因為膝蓋曾經受過嚴重的傷（韌帶斷了、半月板破了），和老師聊起時，老師當時對我說的話，我到現在都還記憶深刻。因為明明是瑜伽老師，但他不會只說瑜伽的好，反而提醒我不要「偏食」、不要只是上瑜伽課，或是一直刻意做重度伸展，鼓勵我也可以多做一些肌力訓練，對我會有所幫助。在十多年前，健身、重訓風氣不如現在風行的情況下，這些話，是我第一次聽到。

後來，老師雖然離開了大型會館，但幸運的是，新的上課地點離我很近，便也加入了「筋膜整合瑜伽」的練習之中。課程裡，那細緻又微小的動作，總會帶我重新認識自己的身體。老師對於專業總是認真以對，但在課堂間，也不會過於嚴肅，他會帶入一些好懂的小知識給大家，像是會說筋膜裡有很多水、還有愛美的同學都不陌生的膠原蛋白，適度地練習可以活化筋膜，有助於消水腫（難怪我覺得我每次上完課隔天，明顯感受到臉真的比較不腫）。

看著老師一直在「進化」，一直在學習新的東西，並將這些東西傳遞給我們，讓我覺得身為學生，是一件很幸福的事。

藉由收與放的調整，能止住紛擾的心靈

Johnny ｜電子業業務

繁忙的工作中，久坐已成為常態，每日使用電腦與手機更是不在話下，不自覺慢慢習慣壓著脖子、聳著肩膀、駝著背及塌著腰做事，時常維持這樣緊繃的姿勢，久而久之身體肌肉也越來越僵硬，連帶著呼吸也開始變得短而淺，到最後頻繁的胸悶現象甚至影響了自己的心情，是時候找回漸漸失序的身心的念頭油然而生，於是開始了瑜伽的鍛鍊。

踏上瑜伽墊的瞬間，就像準備邁向一場身體與心靈的探索旅途，在老師的引導下，透過各種體式搭配呼吸的練習與內在的自我進行對話，不斷尋找當下最合適的穩定感，或鬆或緊全憑自己的一念之間，練習將自己原本習慣的緊繃姿勢逐步調整回人體本來應該有的結構，就這樣漸漸找回越來越有彈性的肌肉及輕柔的身體，呼吸也更深而長，心情自然也愉悅起來。

持續的練習亦從中養成自我察覺的習慣，更能面對真實的自我，其實身心本為一體、互為表裡，藉由每一個收與放的調整，做到的不僅僅是身體的平衡，更能止住紛擾的心靈。經過瑜伽的練習，踏出瑜伽墊後，也漸漸將練習的經驗體現於日常生活中，人間世或許不會事事都圓滿如意，但期許即使面對各種困境亦能遊刃有餘完善自己的人生。

每次練習像是頻率的調整，從混亂回到穩定

Mira │ 國中小教師

大約四年前，從懷孕二胎開始，因為生活的改變與壓力，導致身心出現許多的狀況，睡眠品質變差、極度怕冷、關節疼痛與緊繃，情緒上焦慮憂鬱不斷。花了很長的時間求助於各種醫療方式，都不見明顯改善。因為知道持續的運動一定可以有幫助，於是那時開始在一般的瑜伽會館上課，當時的我喜歡強度比較高的瑜伽課，因為用力的過程可以讓我紛亂的腦袋開始集中，運動後提振起精神也會讓自己情緒穩定一些、不再那麼憂鬱，但上完課後常常伴隨著肌肉更加的緊繃，睡眠還是無法改善，或是在課前或是上課中因為自己突然的胃痛、頭痛等狀況而需要暫停。

當時的我因緣際會看了 Janus 老師寫的第一本書《瑜伽療癒的身心復健科學》，書中所描述的瑜伽療癒是結合瑜伽、心理學、神經科學等領域所凝聚出來的療癒身心方式，和我當時身心經歷到的複雜狀況很呼應。於是我主動聯繫老師，爾後我們開始了一週一次的一對一瑜伽療癒課程，於此同時，我也開始上老師的小班制團體課程。

在團體課程中，我經驗到和之前上過的瑜伽課有很大的不同，不是只在瑜伽的動作和形式上、不是只是運動而已，透過老師引導的話語、帶的

動作和他所給予每個個體的空間，我可以在課堂上經驗到更多和自我的連結、扎根感、對自己的包容等等，它帶給我一種由內而外的踏實與穩定的感受，而這種穩定感延續到課堂外，確實對我的身心有所幫助。我記得那時心裡的感覺是：好有深度和質感的瑜伽課喔。我也因此慢慢開始調整自己運動的類型、上課的選擇，知道如何可以更加照顧到自己敏感的身心狀態、給予自己真正的療癒。雖然生活忙碌，但我依舊讓自己能夠持續上老師的團體課，對我而言，每次上課像是一種頻率的調整，從混亂感一次又一次的回到穩定、連結，而我還持續走在這個療癒的歷程之中。

「以人為本」的「筋膜整合瑜伽」

Winny 老師 VV 媽｜正向教養‧親子‧瑜伽老師

第一次來到 Janus 老師的實體課，老實說身體和腦袋覺得有點錯亂。不同於以往的瑜伽課體驗，老師在動作中給了我們很多選擇的自由：「你可以嘗試」、「如果你願意，你也可以」、「尋找一下、觀察一下」……。

當時習慣了一個口令一個動作的我，腦袋有不少念頭跑出，內心想著：這真的是瑜伽課嗎？現在我應該做什麼？到底要探索什麼呢？

隨著課程的進行，逐漸跟上老師的引導，把專注力拉回自己身上。觀察了自己的呼吸速度、長短；觀察與地面接觸腳掌是否平均受力、身體是否穩定、身體何處有著最明顯的感覺，這感覺是什麼呢？

就這樣來到了大休息。身體一陣放鬆，內心一股溫暖又帶有一點想哭的感受。原來，這就是 Janus 老師所帶領「以人為本」的「筋膜整合瑜伽」。

Janus 老師強調要把一個人作為整體來看。透過神經科學、心理學、筋膜學及身心整合取向來練習瑜伽。因為每個人天生有著不同的身體構造、性格和背景故事，而瑜伽也不單只是身體上的動作展現。

在老師的練習裡，包含了大量的覺知練習和自我賦權，透過覺察，帶領自己回到當下，不急著趕走任何感覺或是情緒；練習去觀察、感受和接納。透過自我賦權，讓我們重新練習自主決定的能力，帶著好奇心去找尋最適合自己的位置，有覺知到練習，才是身心整合的練習。

對我來說，Janus 老師的瑜伽課很像哲學課，每次都有不同的啟發，能夠連結到生活、教養之中。課程中的動作不多，但需要練習的很多：感受觀察、練習在動作中讓自己做決定、練習慢下來、練習往內看。正所謂 Less is More.

邀請你有機會也來嘗試看看。

練習後，總能踏實地感受到身體很開心

辰亞御｜表演工作者

搬到新的城市生活之後，偶然發現了在公園旁邊的小小瑜伽教室。我在這個瑜伽教室裡認識了 Janus 老師，認識了 Janus 老師的「筋膜整合瑜伽」。

在這堂瑜伽課裡，明明是很簡單的動作，有時候做起來卻非常吃力。Janus 老師總是用溫柔的聲音提醒我們，動作沒有標準答案，只需要更多的覺察。

脖子、肩關節和骨盆，我的身上累積了許多因為長期久坐、姿勢不良、運動或工作中各種肌肉代償帶來的歪斜。每次課堂結束都會踏實地感受到身體很開心，那些讓人不知道怎麼辦的僵硬和疼痛都又舒緩了許多。

一直到最近幾年才意識到自己總是粗暴地使用自己的身體，卻從來都不夠了解它。很感激我認識了 Janus 老師！期待老師著作的問世，讓大家有一本學會照顧自己身體的講義，讓我們都越來越懂得善待自己，在生活中建立更多的平靜和喜悅。

從筋膜的角度看瑜伽，真的很不一樣

李湘怡｜ PTFA 國際康體專才培訓學院 台灣區教育總監

每次完成 Janus 老師的課程，都有很多的收穫，老師的課會從科學的角度去理解我們的身體機制，再反映到內在情緒，讓我更了解不論是外在或內在的自己。

參加了老師「筋膜整合瑜伽」的課程，才體會到從筋膜的角度看瑜伽真的很不一樣。從筋膜組成到筋膜受器，才知道原來筋膜在身體裡扮演了這麼重要的角色，它喜歡的跟內心世界一樣，喜歡刺激也喜歡溫柔，偶爾喜歡壓力和挑戰，但不變的是要學習怎麼善待自己，不是一昧的追求疼痛才叫有感覺，練習感知的敏銳度，可以讓身體更快速地整理訊息，做出適當的回應。

上完課整個身體的勞累度是很不一樣的，不是操勞到肌肉痠痛的勞累，而是身體告訴妳，終於可以好好的睡上一覺了，晚上的睡眠熟度，隔天起床時很有感，身體是最誠實的夥伴，好與不好的感受最明顯，它會告訴你又完成了一個不一樣的里程。

在瑜伽課中，找到緩解焦慮與恐慌的處方

洪志誠｜臺北市立大學理學院 院長（學習瑜伽 12 年）

喜歡上瑜伽是源於自律神經失調，我因禍得福。2007 年因為忙著升等，一方面有繁重的教學，一方面要處理國際期刊論文，蠟燭兩頭燒，身心處在極端的壓力下。最後，是順利升教授了，但也賠掉了身心健康。失衡的身心讓我陷入焦慮與恐慌，最後在瑜伽課中才找到真正的處方。

記得第一堂課就十足震撼，老師說：「我們的身體是有記憶的」，在這之前我只知道大腦有記憶啊，這句話影響了我，也讓我開始注意身體的訊號，當痠、痛、麻、緊來臨時就是身體在呼救了，你必須找時間讓他喘息，而瑜伽就是讓身體放鬆恢復平衡的最佳方式之一。

蔡老師的瑜伽課特色不在高難度的練習，而著重於透過瑜伽察覺身心深層狀態，體會身體與心理緊密的依存關係，這是身心兼顧的運動，蔡老師是這方面的翹楚，我從他的課獲益良多，特此推薦。

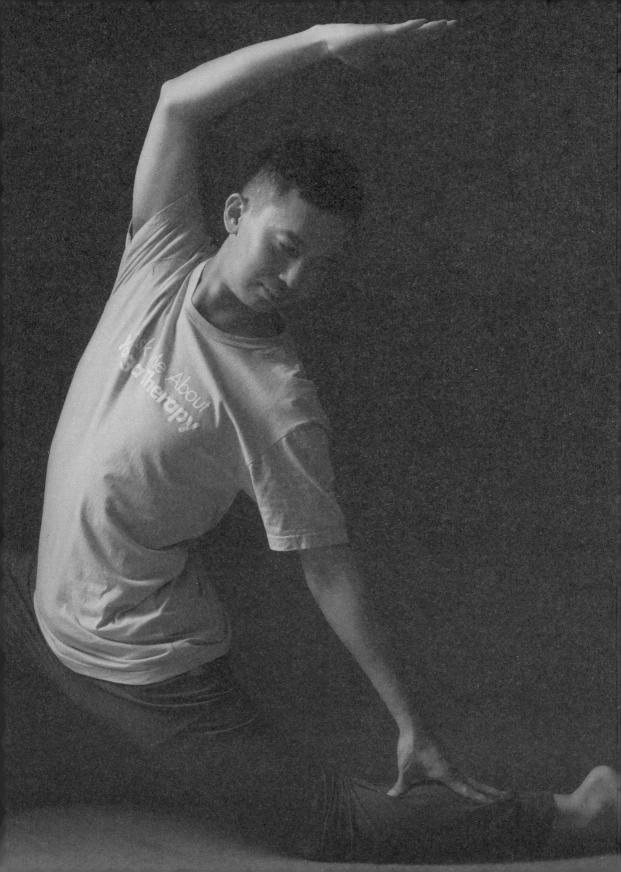

第 1 章

什麼是筋膜？
為什麼筋膜健康很重要？

超乎你想像的筋膜

筋膜，簡單來說是一種遍布全身的結締組織，它不僅連結了皮膚，也與肌肉、骨骼、血管和內臟等身體組織相連結，在我們的身體上形成了一個廣闊且能夠相互聯繫的彈性纖維網絡。這個網絡除了能夠支撐整個身體，還能夠協助我們傳遞力量，促進體液的流動，並與神經系統及循環系統相互溝通，以維持體內的各項功能與平衡。

說到這裡，你是不是開始覺得筋膜好像有點偉大？是的，筋膜遠比我們想像中的偉大、重要許多，也可以說是人體中最大的一個系統，並與其他系統具有緊密的連結。如果你的身上沒有了筋膜，你將沒有辦法站立在地面上，沒有辦法讓你產生動作去拿取桌上的水杯，甚至你會連一個基本的「人形」都沒有，你只會像是一盤散沙般的散落在地板上（或許用一灘爛泥來形容會來得更貼切）。

在進一步解說筋膜的功用之前，我認為你會需要先了解一下筋膜的組成成分，這樣也能幫助你更清楚了解為何筋膜會有那些驚人的功用，以及它為我們做了些什麼！

▶▶ 筋膜的組成

筋膜的主要組成成分包括「細胞」和「細胞外基質」。細胞外基質是一種相當有趣的介質，它裡頭包含了許許多多更為細小的各種物質，

而讓它成為一種多功能且富含彈性的結構，其中一種重要物質便是我們所賴以維生的「水」。一般成人大約有 15 公升的水分蘊含在細胞外基質裡，如果你不知道這樣的含水量大概有多少，可以想像一下 15 瓶大容量寶特瓶的水量，應該就能有大致的概念，也可以想見水分對於筋膜的重要性。

筋膜裡的水分除了具有運輸的功能之外，還會與醣胺聚醣（Glycosaminoglycan）相結合，它是蛋白聚醣（Proteoglycan）裡的一種小分子，在吸收水分之後，會形成所謂的「結合水」，使筋膜擁有較高的彈性儲備力和黏性，這些都與筋膜的力量傳遞和承載，以及肌肉和關節的滑動性（靈活度）有關。

不過如果你目前搞不清楚上面提到的物質是什麼，它們又是如何交互作用的，那也沒什麼關係，你只要知道**水分對筋膜的健康至關重要，同時記得每天攝取充足的水分**，那你就已經踏出筋膜保健的第一步了！

▶▶ 膠原蛋白，筋膜網絡最主要的成分

除了水之外，細胞外基質內還富含了膠原蛋白（Collagen）和彈力蛋白（Elastin），相信重視肌膚保養的朋友們對這兩種物質一定不陌生。聰明的你可能已經聯想到，那筋膜的狀況是不是會影響肌膚的 Q 彈度呢？答案是肯定的，不過嚴格說起來，它是與你全身裡裡外外的彈性息息相關，而不僅僅是肌膚而已。

膠原蛋白是筋膜網絡最主要的成分，也是體內最常見的一種蛋白質，它與我們前面提到的水分及彈力蛋白共同構成一種水性凝膠物質，也就是細胞外基質。而彈力蛋白正如同它的名稱一樣，具有絕佳的彈性特質，它的存在使筋膜擁有了力量傳遞和避震的神奇功能，也讓我們的身體更能因應外在的各種環境，發揮巨大的運動和適應能力。

那膠原蛋白和彈力蛋白是怎麼來的呢？它們需要筋膜裡的另外一種

成分來協助生成及維護，那就是纖維母細胞（Fibroblast）。纖維母細胞雖然只占了筋膜組織中的極小部分（通常小於 5%），但如果少了這些細胞，或是它們的活性不佳，就會對膠原蛋白和彈力蛋白等纖維物質產生重大的影響，使纖維的生成和代謝出現問題。如此一來，你將無法保有 Q 彈緊緻的肌膚，更別說是要擁有良好的筋膜狀態，流暢協調的運動能力，以及舒適無痛的生活了。

我相信有很多人會利用肌膚保養品和營養補充品，來維持這些蛋白纖維的健康，這些方式確實也能帶來一定程度的幫助，不過在筋膜領域裡流傳的這一段話，值得你牢記在心裡，那就是：「**如果缺乏適當的力學刺激，即使我們擁有良好的營養和身體內部生化環境，都無法創造出理想的筋膜基質。**」這也就是說，不同型態的身體活動和運動，才能有效刺激纖維母細胞，讓它保持最佳的狀態，也是促進和維持筋膜健康最有效的方式。

總結來說，筋膜的主要組成包含水、膠原蛋白、彈力蛋白及纖維母細胞，因此，水分是否充足、水的流動性是否良好，以及是否有適當的身體活動刺激，對於筋膜來說至關重要，也會對我們的整體健康產生深遠的影響。

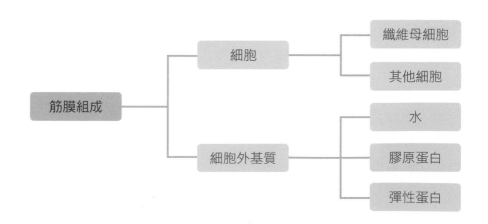

筋膜分布在哪裡？
有哪些類別？

我們前面有提過，筋膜是一種串連全身的結締組織，部分的筋膜研究學家參考了世界各地的相關研究後，便主張可將筋膜與結締組織視為同義詞，其中也包括了德國知名的筋膜大師羅伯特・施萊普（Robert Schleip）。

▶▶ 筋膜的三大類別：疏鬆、緻密和特化

我們若從「結締組織」的類別來看，可將筋膜大致區分為：疏鬆、緻密和特化三種類別。

1. 疏鬆的筋膜組織

疏鬆的筋膜組織主要位於皮膚下方，包含相對較多的細胞外基質和水分，並由膠原蛋白纖維、彈性蛋白纖維和網狀纖維，在身體裡頭組成一個富含空間的不規則網絡，它可以提供內部器官、血管、腺體、淋巴管和神經等所需的支撐，也可以保護這些組織不會直接受到外力和環境溫度的影響。另外，在這層疏鬆的結締組織中，還散布了許許多多的神經受器、本體感覺受器、免疫細胞和淋巴細胞，因此它也在人體的感官、動作偵測和免疫系統中扮演著重要角色。

你可以把它想像成一塊吸滿水的海綿，只不過這塊海綿遍布於皮膚

下層，就像是一個人的形狀一樣，而上面提到的各種腺體和器官則被包覆在海綿裡，所以它們不會居無定所、四處飄移，也能獲得充分的保護。由於它充滿了水分，也能讓細胞和細小物質在裡面移動，協助代謝及免疫系統的運行。

2. 緻密的筋膜組織

而緻密的筋膜組織，顧名思義它具有較為緊密且厚實的連結，富含大量的膠原蛋白纖維，可以承受強大的拉力。它主要負責形成肌腱、韌帶、肌外膜等經常承受或產生拉力的身體部位，也會分布在內臟器官周遭形成保護層，及存在於經常需要收縮的器官結構中，如肺部、主動脈、聲帶及膀胱等。

肌腱、韌帶等這類的緻密筋膜組織，類似於某些機械設備和車輛中使用的橡膠履帶，既擁有一定程度的彈性，又具有相當的硬度，讓它們可承受及傳遞力量，且不至於快速耗損，它們讓你能享受在各種高低衝擊的運動中，並協助你完成日常生活中的各種動作。

3. 特化的筋膜組織

特化的筋膜組織，包含了一些特殊的細胞和物質在其中，例如脂肪組織和軟骨內的膠質成分都屬於這個類別，它們能為人體提供器官保護、儲存能量、保持體溫，以及給予較具靈活、彈性的支持，讓你的關節擁有更好的避震效果、更好的活動度，同時也能減少骨骼間的直接摩擦，減緩關節的磨損。

▶▶ 深層筋膜與淺層筋膜

除了上述的分類外，筋膜學家也很常把「淺層筋膜」和「深層筋膜」特別區分出來討論，因為它們與人體的感覺和運動系統高度相關，

也時常與一個人的疼痛問題有所關連。在本書的動作練習中，淺層和深層筋膜也是我們主要會去調整及運動到的部分。

1. 淺層筋膜

淺層筋膜位於皮膚和淺層脂肪組織下方，是由較鬆散的膠原蛋白和彈性蛋白纖維組成，一般來說人體軀幹的淺層筋膜較厚，四肢的淺層筋膜較薄。也有人將淺層筋膜視為是最深層的皮膚，它讓你外層的皮膚有所依附，而淺層筋膜的彈性與張力，使它擁有了「塑形」的能力，也就是說你長的樣子、你的體態，還有你會不會有魚尾紋，跟淺層筋膜的張力和狀態大有關係。

如果你因為想擁有充滿彈性的臉蛋及緊實的體態，而開始注重筋膜健康，我認為那也是好事一件。不過，淺層筋膜的功用可不僅於如此，由於淺層筋膜裡富含本體感覺受器，因此它能偵測我們的動作、姿勢及重心，並與大腦溝通和聯繫，如果這些在淺層筋膜中的感覺受器效能不

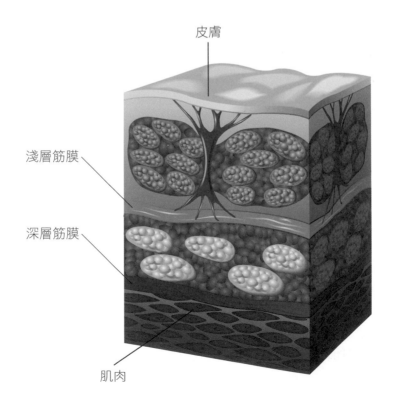

皮膚

淺層筋膜

深層筋膜

肌肉

彰，大腦將會失去「耳目」，導致我們的動作變笨拙，空間感不佳，你可能會因此而時常跌倒，或常常撞得東一塊、西一塊瘀青。不過只要你好好練習，這些狀況都是有機會改善的。我相信只要你持續練習本書教導的動作一段時間，你就能明顯感受到有所不同。

2. 深層筋膜

接著我們來談談所謂的深層筋膜，其實深層筋膜所處的位置並不「深」，它比較像是以相對位置來區分的意涵。深層筋膜位於深層脂肪組織下方，圍繞著肌肉和骨骼組織，它與淺層筋膜僅有深層脂肪組織之隔。深層筋膜擁有較為緻密的纖維結構，並與肌肉組織緊密相連，因此具有力量的傳遞和姿勢維持的功能，也就是說你能不能把棒球投得又高又遠，跟深層筋膜的力量傳遞效能有極大的關係。

要提醒你的是，我舉棒球投擲的例子，只是為了讓你較容易理解力量傳遞的意思，千萬不要以為自己很少做類似的劇烈運動，筋膜的力量傳遞效能就跟你無關，因為舉凡是走路、騎腳踏車、拖地、炒菜等每一種身體動作，都需要深層筋膜的力量傳遞，你才有辦法順利完成。

此外，在深層筋膜裡頭，同樣存在著許多神經感受器，這些感受器能偵測壓力、震動、拉力等力學反應，提供訊息給中樞神經系統，以協助肌肉張力的調節。此外，這些神經感受器也與痛覺反應有關，如果你的深層筋膜過於緊繃或力量傳遞功能不佳，便會造成力量傳遞不順暢，動作模式不協調，神經感受器在接收到這樣的力學訊息後，可能會進一步誘發痛覺反應機制，而導致你感到疼痛。其他像是我們常聽到的激痛點、肌筋膜疼痛症候群，或長期不明原因的腰酸背痛等症狀，也大多與深層筋膜的狀況有關。

其實嚴格說起來，筋膜並不算是一種新發現或陌生的人體組織，只是過往我們都以不同的名稱來稱呼它們，例如骨膜、肌外膜、肌內膜、肌腱、關節囊、血管外膜、神經外膜、腦膜等，都是不同形式的筋膜。我之所以要說明這些，主要是要再次強調並讓你知道，筋膜涵蓋的功能

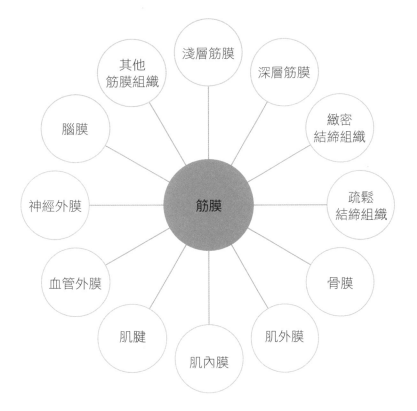

▲骨膜、肌外膜、肌腱等，上述這些都是筋膜。

有多廣泛，人體的運作無時無刻都離不開筋膜，就連你睡覺的時候也一樣。

　　我知道許多人都渴望能改善身體的緊繃與疼痛，但如果你已經運動或練習瑜伽多年，卻還是時常感到疼痛與不適，有可能你的身體活動方式並沒有理想地調整到筋膜的各個層次。現在你已經知道筋膜的一些形態和機制，也許這正是一個絕佳的時刻，可以開始好好地促進筋膜健康，幫助自己擁有更好的身心狀態。

你的疼痛、身心健康，都與筋膜有關

談過了筋膜的組成與分類，相信你現在已經對筋膜的功能和重要性有了概略的輪廓。你可以想像人體外層的筋膜，就像一件包覆全身的緊身衣（市面販賣的機能彈性緊身衣其實很類似筋膜的功能），它可以提供你需要的支持力道，讓你的身體成形且不會倒塌。

筋膜具有彈性，一旦沾黏，就可能導致疼痛

另外，筋膜還有前面提到的力量傳遞功能，當肌肉收縮產生力量之後，一部分的力量會透過肌腱傳遞出去（肌腱也是筋膜的一種形式），而另一部分的力量則會透過深層筋膜，傳遞到身體的各個部位。相關研究就發現，人的肌肉纖維並非全部都會匯集到肌腱上，有大約百分之三十的肌肉纖維是長進周圍的筋膜組織中，這使人體得以產生更優於機械的力量傳遞效果，也彰顯了筋膜上生物力學的重要性。

由於筋膜是一種網狀的結構，因此也具有分散壓力的功用。請想像一下，如果我們的身體只是由硬邦邦的骨頭組成，那會發生什麼事？經常受力的部位可能很快就會毀損，或是一個外來的力量，可能就會讓身體支離破碎。筋膜網狀及富有彈性的特性，不僅能吸收力量，也能將力量分散到所有的筋膜組織上，當你背著一個 20 公斤背包，或抱起一個 5 歲的幼兒時，筋膜能將這些重量一路分散到腳底；當你高高躍起落地

時，筋膜也能提供避震效果，將力量分散出去，讓你不至於因為承受這些力量或重力而受傷。

筋膜的回彈性、滑動性和整合全身的結構，也讓人體擁有「形變」和「重新成形」的能力。筋膜與人體的其他組織間具有所謂的滑動性，讓皮膚不會死硬地附著肌肉上，肌肉也不會跟其他肌肉、骨骼及內臟固著地交纏在一起，這樣的特性讓人體可以輕易地改變姿勢及進行各種運動，不會讓各種組織「卡」在一起。

你可以嘗試把兩張紙上下交疊用膠水黏在一起，除非紙與紙間的膠脫落，否則這兩張紙將永遠固著在一起，如果你試圖將它往左右拉開，會發現這兩張紙幾乎無法動彈，甚至還可能把紙張撕破（類似的強烈拉扯力也與身體的疼痛感有關）。但如果這兩張紙中間是透過有彈性的物質相連，你就可以把它往不同的方向拉長，紙張間可以彼此滑動並產生位移。

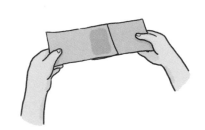 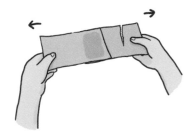

▲兩張紙中間如果以膠水固定，當用力撕扯時，紙張就會破裂。

25

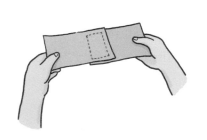 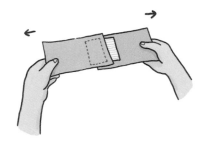

▲兩張紙中間如果是有彈性物質，往兩旁一拉，紙張會順暢滑動。

而筋膜就像是紙張間具有彈性及黏性的物質一樣，既可以讓不同的組織彼此依附連結，也可以讓各種組織在身體產生動作時順暢移動，以因應人體姿態的變換，這就是組織間的滑動性。

因此，各組織間的滑動性，讓人體可以自由地做出各種不同的動作，這即是我前面所說的「形變」。但如果筋膜產生了沾黏的現象，就會讓滑動性減少，限制了活動範圍，而滑動性不足導致的組織拉扯和受力過大，便有可能進一步誘發疼痛，我們常聽到的五十肩（學名為沾黏性肩關節囊炎），就是類似的情況。

另外，這樣的滑動性和回彈性，也能讓人體可以重新成形，不會固著在形變的姿勢裡，就像是你把橡皮筋拉長之後，它會自然「彈」回原狀一樣。我很喜歡《給瑜伽‧健身‧治療師的筋膜解析書》作者瓊安‧艾維森（Joanne Avison）在書中的有趣描述：「因為筋膜的重新成形能力，讓我們在練習瑜伽體式時，不會卡在鷹式而無法回復。」這對你來說，可能是壓根沒有想過的事情，因為人從出生以來，就擁有這樣的能力，但如果沒有筋膜這樣的特性，人可能真的會時常卡在不同的姿勢中無法回復。

▶▶ 筋膜具有感知能力，與你的疼痛有關

除了以上的這些功能外，筋膜還有一個非常重要的功能，那就「感知」能力。筋膜系統被稱為人體最大的感覺器官，因為筋膜組織裡充滿了難以數計的感覺受器，且遍布在身體內外層的各個地方，因此將它稱之為人體最大的感覺器官完全不為過。

筋膜裡的感覺受器，有一大部分是與力學相關的，如高基氏體（Golgi apparatus）、肌梭（Muscle spindle）、帕西尼氏小體（Pacinian corpuscle）及魯菲尼氏小體（Ruffini corpuscle）等，都是協助人體偵測力學刺激的神經受器，會與中樞神經系統一起協助我們調節和掌控動

作、姿勢及肌肉張力。此外，這些感覺受器輸入的訊息也與人體的疼痛機制有所關連，這就是為何如果肌筋膜出現問題，經常會導致疼痛的原因之一。

換句話說，筋膜的感知功能會影響我們的運動和空間定位能力，如果你的筋膜感知功能不佳（感知能力也需要經常訓練），可能會讓你無法做出細緻的動作，或導致品質不佳的動作模式，而這些情況不僅會影響你的日常生活和運動表現，也有可能會造成身體的疼痛或其他不適。

此外，筋膜中還有許多感覺受器是與「內感受」（Interoception）有關的，這些神經受器能提供體內的資訊給大腦，讓大腦知道我們的身體內部究竟發生了什麼事，而這些複雜的神經系統交互作用，會讓你產生內在的感受，例如：舒服、緊繃、躁熱、脹氣等。這不僅僅是物理性的感覺，而是一種涉及情緒和其他層面的複合性感受，並會與心血管系統、呼吸系統、消化系統、泌尿生殖系統、免疫系統及自律神經等系統相互作用，對於人如何維持身心平衡至關重要，也會影響心理與身體的健康。

也因此，感覺細緻化的訓練是促進筋膜與身心健康相當重要的一環，不過它卻是經常容易被人們輕忽的部分，而瑜伽正好能為人們提供完整的身體感覺和內在感知練習，我將會在後面的章節中為大家做更完整的介紹。

▶▶ 筋膜也與「呼吸」和「核心」息息相關

筋膜除了前面提到位於肌肉、骨骼外層的淺層和深層筋膜外，還有些筋膜組織位於人體的體腔內，即湯瑪斯・邁爾斯在《解剖列車》中提到的「深前線」，或稱之為「深層體腔筋膜」，它也提供了人體許多重要的功能。深層體腔的筋膜不但能支撐腹腔和骨盆腔，也能提供臟器的附著（這樣你的內臟才不會在身體裡跑來跑去）。除此之外，深層體腔的筋膜也與「呼吸」和「核心」息息相關，對呼吸功能有舉足輕重影響

力的橫膈膜，其實就是屬於深前線的一部分，而這些筋膜組織的彈力能讓與呼吸相關的肌群更輕鬆地工作，不需要耗費過多的力量來維持呼吸的運行。

當我們吸氣撐開整個肺部、胸腔和腹腔後，筋膜的回彈性會協助吐氣的進行；同樣的，吐氣時筋膜組織被壓縮之後，它的回彈性也會幫助體腔的擴張，協助吸氣的進行。想想看，如果你只仰賴呼吸肌群來維持呼吸，會是多麼辛苦了一件事，那代表了某些肌肉從你出生以來，就必須不間斷地賣力工作，如果沒有筋膜的協助，它們可能早就已經精疲力盡了。

由於深層體腔筋膜還連結了脊椎和骨盆，並包覆著整個體腔，因此它會與深層肌群、脊椎及呼吸產生的腹內壓變化，一起維持身體核心的穩定性。如果你希望核心是有力量的，那就不能不考量到筋膜的狀況，也不能忽視呼吸對於核心穩定度的影響，單純只考慮到肌肉和骨骼的狀態，那絕對是行不通的。身體核心是一個各系統共同運作的複雜機制，也是一個龐大的議題，我就不在本書中詳述（如果要細談核心可能需要一整本書的篇幅），不過我會鼓勵你好好去瞭解一下核心這件事。

簡而言之，如果一個人想擁有良好的呼吸模式和核心穩定度，那麼筋膜是否有理想的彈性和張力絕對是關鍵因素之一。過度緊繃的筋膜會限制體腔的擴張及內臟的活動度，容易導致呼吸短淺及其他呼吸障礙，進而影響腹內壓的狀態，而致使核心的穩定性出現問題；過度鬆散的筋膜則無法提供足夠的彈性和支撐力，可能會導致呼吸肌群疲乏或緊繃，同樣會導致不良的呼吸模式，也會讓身體的核心穩定度下降，影響一個人的動作模式。

▶▶ 筋膜對於免疫系統也具有影響力

前面我們有提到，筋膜的細胞外基質是一種富含水分的結構，它就像是人體的「基底」一樣，不但能支撐其他組織，也能作為液體交換的場域。筋膜系統與循環系統及淋巴系統相互連結，共同組成一個運輸養分、激素、抗體及代謝物的龐大網絡，人體的免疫細胞和抗體是否能快速運送到身體各處對抗病原體，對於一個人是否會染病具有絕對的關連性，也因此筋膜對於人體的免疫功能同樣具有相當程度的影響力。

大家應該都知道淋巴系統與人體的免疫功能有關，淋巴液能否順暢流動，對於免疫系統是否能充分發揮功能有重大的影響，如果淋巴管的收縮功能出現問題，會導致體液淤積和炎症物質在組織中積累。事實上，淋巴管的收縮能力與筋膜的狀態有關，過於緊繃、乾燥或流動性不佳的筋膜組織，會導致淋巴液流動產生阻礙，進而影響一個人的免疫功能。專精於結締組織研究的哈佛醫學院教授伊蓮娜‧朗吉凡（Helen Langevin）便曾說過：「筋膜是免疫系統的家園。」當筋膜的水分充足且滑動性良好時，淋巴液能很容易通過周圍的環境，擁有更好的抵抗感染能力，並減少身體的發炎現象。

此外，也有研究發現，透過特定的筋膜訓練和治療，能夠刺激筋膜纖維母細胞中的內源性大麻素受體（Endocannabinoid receptor），進而調節內源性大麻素系統，促使抗炎細胞因子（Anti-inflammatory cytokine）的釋放，降低人體的炎症反應。朗吉凡的研究也顯示，輕柔的伸展有助於減少乳癌細胞的生長，她從小鼠的實驗中發現，每天進行一次 10 分鐘伸展的小鼠，在一個月內其乳癌細胞生長減少了 52%。朗吉凡在另一個研究中則指出，透過瑜伽、按摩等結合身心的筋膜訓練，對抑制癌細胞擴散可能有直接的效益，因為炎症和結締組織的纖維化是科學家所公認的癌症誘發因子；也有相關研究發現，筋膜的彈性和健康狀況與乳癌復發率有顯著的相關。

也就是說，筋膜具有維持免疫系統正常運作的功能。如果筋膜的彈性、含水量和滑動性不佳，或是缺乏適度的訓練，可能會使你的免疫力下降，甚至導致慢性疼痛、心血管疾病、癌症等炎症相關疾病的惡化或產生。這也是為什麼我們該好好重視筋膜的健康和訓練，因為這牽涉到的不僅僅是你的身體是否會感到緊繃和酸痛，而是與整體的身心健康有重大的關係（看到這裡，你是不是也該起身動一動了）。

現在你已經知道筋膜具有哪些強大的物理特性和功能，但我要告訴你，筋膜的功能可不僅於此，它還能扮演人體各系統間的溝通及協調整合角色。筋膜裡的神經受器能將身體的各種訊息傳遞給神經系統，神經系統則會依據接收到的訊息，透過運動神經來影響和調控肌肉與筋膜系統（通常會將它們一併稱之為肌筋膜）。此外，筋膜系統也會與循環系統（心血管及淋巴等系統）相互溝通與協助，筋膜系統可以引導體內液體的流動，協助體液內各類物質的運輸，而循環系統則會提供蛋白質和養分給筋膜。

▶▶ 筋膜僵硬，也會導致憂鬱、焦慮？

科學家還發現，筋膜也與情緒和認知系統有所關聯，例如：當你感到沮喪時，肌筋膜系統也會參與其中，使你呈現垂頭喪氣的姿態；反之，如果你長期處於垂頭喪氣的姿態，也會讓你更容易感受到沮喪、憂鬱、焦慮等情緒。德國維藤／海德克大學（Witten/Herdecke University）臨床心理學教授約翰內斯·米哈拉克（Johannes Michalak）便在研究中發現，肌筋膜組織僵硬和彈性降低與重度憂鬱症有所關聯，且可能與憂鬱症的病因有關，身體緊繃度提高、悲傷的步態模式和姿勢可能會反饋到心理系統，使負面的認知和情緒狀態更容易出現。

米哈拉克也發現，透過肌筋膜的放鬆能改善重度憂鬱症患者的記憶偏誤（memory bias）現象。記憶偏誤指的是患者常會過度記憶及回憶起

消極的詞彙和事件，患者在經過頸部和上背部的肌筋膜放鬆後，明顯地改善了情緒和記憶的表現，這也顯示了筋膜系統與心理系統具有一定程度的溝通及互動關係。

　　關於筋膜系統的功能，以及它在人體中所扮演的角色，雖然仍有許多尚待釐清和了解的部分，不過從目前各項研究得知的結果看來，筋膜系統確實具有整合身體，並與各系統高度分工合作的功能，它與運動、呼吸、循環、免疫、情緒、認知及神經等系統的健康有高度的關連性。這正好與瑜伽觀點中的各系統和層次相互連結，以及瑜伽療癒的身心整合健康促進觀點相吻合，這也是為何我會融合肌筋膜訓練和瑜伽療癒的方法，來協助自己和他人的主要原因之一。

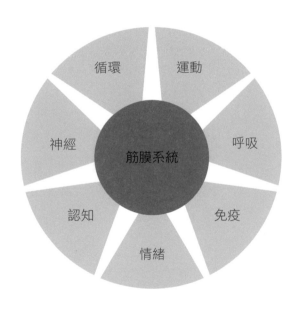

▲筋膜系統與情緒、認知、循環等系統的健康，都有高度的關連性。

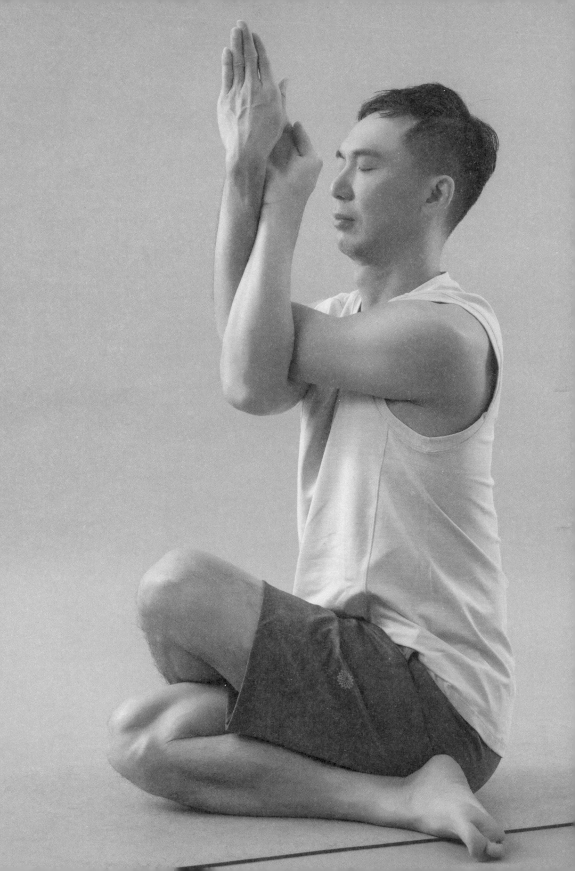

第 2 章

什麼是「筋膜整合瑜伽」？

筋膜要健康，
不是放鬆就好

　　近十多年來，由於有越來越多的科學家對筋膜感到興趣，這也促使了筋膜保健和治療方法的發展，直到今日幾乎每個人或多或少都有接觸過筋膜相關的保健方法，舉凡按摩球、滾筒、筋膜槍等，都是大家時常採用的筋膜放鬆工具。既然已經有這麼多的筋膜保健方法，為什麼還需要透過瑜伽或瑜伽療癒的方式來促進筋膜健康呢？這就是這個章節我想要告訴你最主要的一件事。

　　基本上，**要促進筋膜的健康應該至少要包含以下四個面向：筋膜彈性訓練、筋膜放鬆、筋膜張力調節，以及筋膜感知能力的提升。**就我的觀察，目前多數人採行的大多偏向於筋膜放鬆，如利用滾筒或按摩球按壓身體，就是屬於筋膜放鬆的方法之一。但如果你只是不斷地將筋膜放鬆，對筋膜的健康效益可能是有限的，甚至如果拿捏不當，可能會使筋膜的彈性下降，張力產生問題，導致身體姿勢維持和運動能力的下降。

　　就像身體的其他系統（如心血管、肌肉骨骼系統、免疫系統等）一樣，運動其實是促進筋膜健康最好的方式。然而，每項運動都有它的侷限，例如：長跑對於肌力的提升效果有限；太極無法有效提升一個人心肺耐力。同樣的，瑜伽的身體活動方式也有它的侷限性，傳統的瑜伽練習方式就難以對筋膜的彈性和剛性產生良好的效益，那究竟為什麼要選擇瑜伽的方式來改善筋膜健康呢？就請你接續看下去。

為什麼瑜伽可以改善筋膜健康？

多數人一提到瑜伽，最常聯想到的可能就是伸展，或者是把身體扭曲到不成「人形」樣子。不過我也想在此機會教育一下，這並非瑜伽的真正意涵，它只是瑜伽演進史上的單一特殊現象，並不是每種瑜伽練習都是以那種樣貌呈現，對於筋膜的健康來說，那也並非是理想的練習方式，你將會在後面的章節中，越來越明白我為什麼會這樣說。

▶▶ 瑜伽可促進筋膜健康的原因

1、瑜伽具有連結和整合的能力

瑜伽有一個相當重要的意涵，那就是「連結」和「整合」。這句話是不是感到有些熟悉呢？因為我在前面就不斷地強調，筋膜具有「連結」各組織和系統的特性，也能夠「整合」一個人的身體。而瑜伽的這個特性，讓我們可以在練習的過程中不斷地觀照身體各個部位，同時提升各部位的協調運作能力，這即是一種對筋膜的整體訓練與調整，使每個部分的連結和分工更加緊密，並發揮它們的整合能力，其實**光是讓自己練習理想和有效益的動作模式，對於筋膜的張力調整就有很大的功效。**

2、瑜伽會帶入細緻的呼吸

瑜伽練習中會非常細緻地留意呼吸的狀態，並進行不同的呼吸練習，這是在其他運動和身體活動中較為少見的。前面我們有提過，筋膜的狀態與呼吸息息相關，筋膜的彈性和張力會影響一個人的呼吸模式，不過我們也能透過呼吸的練習改變筋膜。如果呼吸的練習得宜，對於深層體腔筋膜的功能會有良好的促進效果，同時也能整合呼吸系統與筋膜系統的運作，進而提升身體核心的穩定度和效能。如此一來，我們便能由內而外來影響表層的筋膜，不僅能使表層筋膜的運作更協調，減少不平均的肌肉和筋膜使用情況，也能讓我們在調整各部位筋膜的時候，更加省時省力。

3、瑜伽能覺察身心感受

至於第三個原因，是與筋膜的感知功能有所關連的。筋膜裡富含各式各樣的感覺受器，而筋膜的運作，甚至是新陳代謝，都相當仰賴一個人的感知能力，如果我們的感覺和感知能力不夠靈敏（事實上現代人多是如此），也會使筋膜的健康大受影響。你可以把感覺受器想像成人體千千萬萬顆的眼睛，如果這些「眼睛」的視力不佳，你可能會因為無法辨析環境中的實況，而跌跌撞撞或是做出不適宜反應。

偏偏感知能力又具有「用進廢退」的特性（其實所有的人體組織和功能都是如此），如果你平時沒有好好地訓練它，它就會逐漸退化，進而影響你的內外在系統和身心平衡，這對於現代過度頻繁使用 3C 產品的人們來說，其實是一個相當大的隱憂。

好在瑜伽鼓勵人們在練習過程和生活中，時時去覺察身心的感受，這等於是給了我們一個強大無比的工具，讓我們能好好訓練感知的能力，提高各種感官的靈敏度，也讓筋膜的運作更加健全，我們著實應該好好感念前人的智慧，讓瑜伽這門身心保健的藝術出現在這個世界上。

4、瑜伽強調心智和內在訓練

另外，瑜伽也相當重視情緒和意識（認知）層次的提升。我們已經知道情緒與筋膜會共同運作，來表達及對當下的情境做出反應，當一個人難以覺察到自己的情緒，並對情緒進行調節時，筋膜會持續處於某種張力和姿勢中，長久下來就會導致筋膜的失衡；同樣的，一個人的意識和想法也會影響筋膜的型態，如果一個人經常將某些事物視為是一種威脅，或是認為自己是衰弱、差勁的，也會連帶使筋膜產生緊繃和其他反應，當然這樣的認知也會伴隨情緒反應的出現。

還記得我們提過，筋膜系統與情緒、認知系統有著錯綜複雜的交互作用嗎？所以如果能改善一個人的情緒和認知，也能對筋膜產生正面積極的影響。而瑜伽強調的心智和內在訓練，以及能平穩情緒和轉化意念的效用，都讓瑜伽很適合用於筋膜的調整和優化，這也是使瑜伽能雀屏中選的原因。

5、瑜伽具有多樣化的動作

瑜伽練習最廣為人知的一個好處，應該就是能讓人感到放鬆。放鬆身心除了因為瑜伽具有前面所提到的各種特點之外，還有一個部分就是身體的活動，《愈動愈成功》的作者卡洛琳・威廉斯（Caroline Williams）便在她的書中提到，身體活動能讓人釋放心理壓力，放鬆緊繃的肌肉，並使大腦產生愉悅感。

人體和筋膜系統原本就是為了「動」而生的，運動可以說是維持筋膜健康最為重要的一環，不僅能提升筋膜的彈性，維持良好的張力，也能促進筋膜的生成。瑜伽的體位法練習中，包含了各個面向及型態的「運動」，我們幾乎可以說這是其他運動和身體活動方式望塵莫及的一大特點，沒有人能明確說出瑜伽究竟有多少種體位法，不過可以肯定的是它至少有上千種的體式變化。而這正是筋膜非常需要的活動和刺激，因為筋膜需要的是全面性的運動，不管是肌筋膜的延展或縮短，肌肉的

等張或等長收縮，或是屈曲、伸展、外展、內收、內旋、外旋等關節的各方向活動，都是讓筋膜保持活性和健康的不二法門。

瑜伽多樣化和多面向的身體鍛鍊，確實能協助我們達到筋膜放鬆和張力調節的目的，再加上瑜伽能提升感知能力的效果，這就涵蓋了筋膜健康促進四大原則中的其中三項。這樣你應該明白為什麼我會選擇瑜伽作為改善筋膜健康的工具，雖然傳統的體位法練習方式對於筋膜彈性的提升效益有限，不過我想如果你能好好透過本書介紹的方式練習，你已經能大幅提升筋膜的健康，並改善很多身心不適的症狀了。當然，如果你能再加入其他筋膜彈性的運動訓練，就能更全面地打造出一副健康的身體，而我也鼓勵你這樣做。

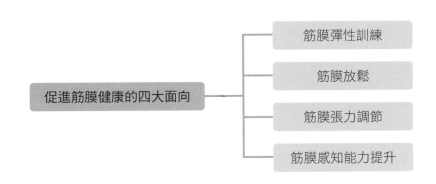

什麼是「筋膜整合瑜伽」？

前面我們已經談過採用瑜伽來促進筋膜健康的原因及優勢，那什麼是「筋膜整合瑜伽」呢？為什麼我會將它稱之為「筋膜整合瑜伽」？其中一個主要的原因是，它是以筋膜的整體健康提升為目標，並不是以提升靈性層次，或瑜伽的修煉為首要目的，因此我將這樣的練習方式稱之為「筋膜整合瑜伽」，作為與其他瑜伽練習取向的區辨，在本書中也會以此名稱來代表即將為大家介紹的所有練習。雖然，「筋膜整合瑜伽」並非全然以傳統的瑜伽練習宗旨為主要依歸，不過如果我們能提升筋膜系統的健康，同樣也會對身心的平衡和其他層次的健康產生實質助益。

▶▶ 以筋膜線為基礎，設計體位法的練習順序

傳統的瑜伽練習方式雖然也會涉及到筋膜層面（任何與身體有關的活動皆是），但是否對筋膜的健康有幫助，那可就不一定了。譬如說，過度強調伸展的練習，可能會使筋膜的彈性下降，並將筋膜塑形成過長的型態。另外，體位法序列的選擇也會影響筋膜健康的促進程度，根據筋膜學中的研究發現，人體特定的筋膜組織具有較緊密的力學傳遞關連，相較於其他的筋膜組織，這些連貫的筋膜組織對於人體的姿勢和功能性動作，擁有更深遠的影響效力，湯瑪斯‧邁爾斯將它稱之為「肌筋膜線」或「肌筋膜經線」（Myofascial meridian）。

在「筋膜整合瑜伽」中，我們會依據肌筋膜線的串連路徑來安排體位法的次序，進行更具系統性的練習，並藉由這樣的練習模式，來調整各段肌筋膜組織的張力，使它們能更為平衡且協調地運作，最後再加入整合整條肌筋膜線的動作練習，讓這些不同的肌筋膜組織能各司其職、分工合作，創造出更理想的力學傳遞及姿勢維持效率。

簡單來說，「筋膜整合瑜伽」是以各條肌筋膜線的功能和運作型態作為依歸，系統性地選擇針對各區段筋膜的動作練習，並以肌筋膜的張力平衡和功能提升為主要目標，來促進肌筋膜的統合運作能力，同時結合呼吸、感知、情緒和意識調節的練習，讓筋膜和整體健康達到最大化效益。

而這也是在瑜伽療癒的範疇中，相當強調和重視的部分，我們希望在一項身心活動或練習中，能夠盡可能涵蓋一個人的所有層次，同時提升各層次的健康狀態。這也是為何我想將筋膜概念融入瑜伽練習的主要原因，既然都要練習了，為什麼要顧此而失彼？如果能創造出一種同時提升筋膜健康、動作功能、呼吸效能、感知能力、心理健康，甚至是靈性層次的方式，那麼何樂而不為呢？

「筋膜整合瑜伽」與其他的瑜伽練習有何差異？

　　「筋膜整合瑜伽」與坊間常見瑜伽練習有什麼差異？這是我在教學時經常被詢問的問題，我想除了目標和著重點與其他的瑜伽練習有所差異之外，我可以從以下幾個部分進一步說明。

▶▶ 更加全面性的看待人體

　　過去，不管是瑜伽老師或是社會大眾，似乎都在尋找一種能解決身體問題的「單一處方」（可能現在還是有部分人們這樣想），我想有很多人都曾經向不同的專業人士詢問過類似的問題：「我的肩頸時常感到疼痛，做什麼動作可以改善呢？」但事實上，若是以筋膜的角度來思考，並沒有單一個動作可以去處理局部的問題，因為全身的肌筋膜都是互相牽連的，筋膜專家們也經常提到，身體感到疼痛或不適的地方，通常是屬於「受害者」的角色，意即它是因為其他部位的筋膜張力等問題所造成的。

　　因此，我們必須檢視不同部位的筋膜狀況，並同時進行調整，才能有效地改善身體某處的問題，而更為全面的作法則是連同身心各層次系統一併進行調節，如此一來，將能夠產生更高的健康改善效益，達到治標亦治本的目標，這也是瑜伽療癒和整體醫學觀點所強調的重要思維。

　　除此之外，由於身體的力量傳遞在各肌筋膜線中具有較強的相關

性，不同的筋膜線與人體的不同動作息息相關，如「螺旋線」便與身體的扭轉動作高度相關。因此，**「筋膜整合瑜伽」除了會依據肌筋膜線走向進行各區段的調整外，也會特別重視動作整體的功能性，讓整條肌筋膜線的運作更加協調，力量的傳遞更加流暢**。所以也可以說，「筋膜整合瑜伽」的練習是一種充滿「智慧」的運動方式，不單單只是考量到局部的活動與調節，更重視整體運動方式的協調性，以創造出最有效率且具功能性的動作模式。

▶▶ 不過度強調伸展及柔軟度的練習法

如果要嘗試區分「筋膜整合瑜伽」與其他瑜伽練習方式的不同之處，其中一項就是，「筋膜整合瑜伽」是以更宏觀的角度來看待人體，依據肌筋膜線的科學研究邏輯來分析一個人的狀況，給予各部位不同的動作練習，以調節各區段的筋膜張力，並在最後進行整合性的訓練，來協助一個人改善健康問題。

依循這樣的準則，「筋膜整合瑜伽」也能大幅減少傳統瑜伽過度著重後彎、手平衡和倒立，以及髖關節柔軟度訓練等，所造成的慢性筋膜張力失衡問題。雖然有很多人聲稱，那樣的練習並沒有讓他們感到不適，也沒有造成任何的身體損傷，但我必須強調，有時身體的問題並不是那麼顯而易見，也通常是經過日積月累後，才會在未來的某個時刻產生明顯反應，現在沒有不適感，並不能代表那就是沒有問題的練習。湯瑪斯・邁爾斯曾在某次的演講中提醒，由於人類並非是天生以手部支撐身體重量的動物，過度或經常性的手倒立練習，可能會造成上、下半身筋膜張力失衡的問題。

哈佛醫學院教授伊蓮娜・朗吉凡在談論筋膜伸展時也提到：「我要特別強調，伸展必須溫和。你要尊重身體組織，千萬別猛拉，要輕輕地、慢慢地伸展。」過度的伸展會使關節活動度超出正常範圍，臨床上

稱之為「關節過動」（Joint hypermobility），容易導致身體痠痛、關節脫位、肌肉無力等症狀，也有研究發現關節過動與焦慮症、慢性疼痛、倦怠，及內感受辨識異常有所關連。

▶▶ 放鬆筋膜與神經系統，預防慢性身心傷害

在「筋膜整合瑜伽」的練習中，我會鼓勵人們依據筋膜的原理，進行均衡性和個別化的練習，來調整因為慣性動作和生活型態所造成張力失衡現象，這樣做不僅能預防慢性身心傷害的發生，還能改善當前所遭遇的問題，所以注重均衡性和適切性的練習方式，也可說是「筋膜整合瑜伽」與其他瑜伽的一大差異。

另外，考慮到筋膜特性和神經系統的反應，「筋膜整合瑜伽」的運動和伸展方式，也會與部分瑜伽練習方式有所不同。由於筋膜裡富含各種不同類型的神經感受器，因此不同型態的運動和伸展方式，將會引起不同的神經系統反應。在「筋膜整合瑜伽」的練習中，我們最不想要觸發的，就是神經系統的「戰鬥或逃跑模式」，在戰鬥或逃跑模式中，人體的肌筋膜會產生高張力的現象，注意力會過度限縮，心率和呼吸會加速，消化系統會減緩運作，也會伴隨恐懼或憤怒等情緒的出現，這是人在面對危險和威脅時會出現的劇烈反應之一。

這樣的神經反應對於筋膜的調整相當不利（其實也不利於各種運動和療法），因為肌筋膜的張力過高，會使調整變得更為困難；注意力的限縮，也會讓人難以專注於整個身體和內在感受；更不用說急促的呼吸和心跳、高張的情緒，及體內各種系統的劇烈反應，都會使身心的調整變得事倍功半。現代社會的高壓生活型態，已經使許多人時常處於戰鬥或逃跑模式中，並導致失眠、疼痛、腸胃不適、自律神經失調、情緒困擾、憂鬱等各式各樣的文明病，因此我也希望能透過「筋膜整合瑜伽」，協助人們在改善筋膜健康的同時，也能好好照料及調節身心。

綜合以上的觀點，「筋膜整合瑜伽」的練習方式會偏向以輕緩的方式進行，一方面確保身心能處於較穩定的狀態，避免戰鬥或逃跑模式的發生；另一方面則能讓肌筋膜稍加放鬆，以利於張力的調整和滑動性的增加。雖然有時我們會在練習中改變動作節奏及強度，但必須確保一切都在可控的範圍內，不會造成神經系統的過度高張，以及肌筋膜非必要的緊繃。

▶▶ 不讓身心平衡淪為口號

雖然所有瑜伽練習都會高呼身心連結與身心平衡的「口號」，但現代的瑜伽型態似乎越來越著重於體位法的呈現，漸漸遺忘了達到身心連結的重要關鍵，那就是身心的「覺知」。人體所有系統的運作都必須仰賴訊息的輸入，才能做出理想的反應，這些訊息包含身體的感覺、內感受、情緒、心念等，而筋膜也會受到這些訊息的影響，感覺細緻化更是促進筋膜健康不可或缺的一環，因此「筋膜整合瑜伽」的另一特點，即是在練習過程中同時留意細緻的身心感受，並以此來連結及整合各系統，讓人從身心分離的狀態，重新統合成一個真正的「人」。

這邊提到感覺，不只是侷限在痠、緊、痛等常見的不適感，還包含了人的其他感覺和感受，例如鬆軟、順暢、重量等身體感覺，以及嗅、味覺等五官的感受，更包含喜悅、恐懼、平靜、浮躁等內在感受。練習時也需要細緻地去覺知它們，譬如去感知它們在身體上的位置、範圍、深淺、形態、質地、變化等，並嘗試如實地去接納這些感受，讓自己沉浸於其中，與身體一同活動。如此一來，才能真正地將身心連結起來，形塑出較為理想的筋膜結構。

我認為筋膜學對世人最大的啟發，是讓人們了解身心的每個部分都是息息相關的，**對於身體的疼痛或其他問題，並不存在單一的解決方式**，當一個人願意自我投入，重視身心的均衡發展，才能真正地改善健

康。我也希望筋膜整合瑜伽所強調的概念，能夠彌補過去瑜伽練習中被輕忽的部分，同時以更宏觀和微觀的視野來看待人體，讓人們擁有更健康的身心。

筋膜整合瑜伽	其他常見的瑜伽
✔ 以促進筋膜健康為主要目標	✔ 以提升心靈或其他層面為主要目標
✔ 以身心科學研究發現為主要基礎	✔ 以古典瑜伽觀點為主要基礎
✔ 依據筋膜線走向安排體位法練習順序	✔ 依循各瑜伽觀點安排體位法練習順序
✔ 以溫和及緩慢方式進行拉伸	✔ 較著重深度及大幅延展的拉伸
✔ 著重體位法中各部位的張力均衡	✔ 較著重體位法的完成度
✔ 強調全面且細緻的感知覺察	✔ 僅在特定練習方式中深入覺察感知
✔ 著重具功能性的動作模式提升	✔ 與具功能性的動作模式關連度較低
✔ 更適合各類特殊族群練習	✔ 特殊族群的練習侷限度較高

「筋膜整合瑜伽」
適合哪些人？

說到瑜伽或運動，不免會讓人進一步想知道，它能提供什麼好處？可以改善什麼？適合我嗎？因此，接下來就來談談，究竟「筋膜整合瑜伽」特別適合哪些人練習，大家又可以從中獲得哪些益處。

▶▶ 長期腰痠背痛者

腰痠背痛可說是現代人最為常見的身體症狀，可能正在翻閱本書的你，就有這樣的困擾。雖然造成腰痠背痛的原因有千百種，但肯定都與筋膜脫不了關係，原因在於筋膜遍布身體所有的部位，又有許多感覺受器存在其中，更是與身體的姿勢和張力緊密相關，而時常腰痠背痛的人，普遍存在著姿勢性和張力的問題。

現代有相當高比例的人們，生活型態是偏向於長期維持相同姿勢（如久坐），或是高重複性的動作（如工廠作業員或廚師），這樣的身體使用模式都會將筋膜逐漸塑造成某個樣子，使筋膜在某些部位過度拉長，某些部位過度緊縮，也會過度使用某些筋膜組織造成耗損，其他部位則缺乏足夠的「運動」。因此，身體會處於一種張力失衡的狀態，而伴隨腰痠背痛的症狀出現。

而「筋膜整合瑜伽」其中一個功效和目的，就是調節全身筋膜的張力。雖然說筋膜不見得是造成腰痠背痛主因，但藉由身體各區段的細緻

活動，延展過度緊縮的筋膜，及縮短過度被拉長的部位，並透過最後的整合練習，使整體的張力能逐漸恢復平衡，減少肌筋膜和關節的不當壓力，降低不正常的力學刺激輸入，都會有助於腰痠背痛症狀的改善。此外，在練習的過程中，同時能促進內源性大麻素及腦內啡的分泌，而這些激素也能夠有效舒緩痠痛等不適感受。

▶▶ 想要矯正姿勢者

　　人體的姿勢一向與身體舒適感、呼吸狀態、動作效率、情緒，及給他人的印象息息相關。嚴格上來說，人體並沒有真正的不良姿勢存在，但不適合當下情境和動作的姿勢，確實會對一個人產生諸多影響。另外像是僵化固著的姿勢（如無法抬頭挺胸），也會造成呼吸、身體和其他層面的問題。

　　除了天生骨骼及結構所造成姿勢型態外，多數人的姿勢問題通常都是後天所造成的，例如經年累月的彎腰駝背，可能會導致一個人後來即使想挺直身體，都難以完全延伸脊椎，直挺挺地站立著。由於筋膜是協助人體成形的組織，並會受到一個人的身體活動狀況所影響，如果我們長期維持同一種姿勢，筋膜就會越來越趨向固著於那樣的形狀，彈性也會逐漸下降，以致於到後來，我們會像穿著一副剛硬、缺乏活動度的盔甲一樣，難以動彈。

　　不過，筋膜是具有可塑性及可逆性的，只要情況不是極端嚴重，我們都可以透過筋膜的調整和鍛鍊，讓筋膜再次改變形態，重新打造出一件富有彈性的新外衣。「筋膜整合瑜伽」正有助於打破僵化的身體，讓固著的筋膜開始產生鬆動，讓身體能逐步增加可動範圍。以彎腰駝背的例子來說，一旦我們將前側的僵化的筋膜組織打開，讓後側的筋膜縮短並建立起足夠的支撐力，那抬頭挺胸就會變成輕而易舉，甚至是毫不費力的姿勢。

▶▶ 想提升動作流暢度者

　　有在從事運動的朋友，一定或多或少有過動作卡卡、不順暢的經驗，這樣的情況有時與肌肉力量不平均有關係，也可能與身體的柔軟度有關連，但也有可能是因為筋膜的滑動性不佳所造成的。

　　前面我們曾提過，筋膜與各組織間需要有足夠的滑動性，才能讓一個人產生理想的動作，並減少動作不流暢、疼痛或受傷的情形發生。筋膜組織以各種不同的形式及走向與肌肉、骨骼緊密結合，並具有力量傳遞的重要功能，而肌肉、骨骼及力量傳導，正是人體動作中必要的關鍵要素，筋膜則是串連起這些要素的橋樑。

　　如果筋膜過於黏稠，甚至是出現沾黏的現象，便會增加組織滑動時的阻礙，並導致力量傳遞的不順暢，這時候就很容易出現動作受限和流暢度不佳的狀況。**平時許多人做的伸展運動，雖然有助於柔軟度的提升，但不見得能有效提升組織的滑動性，其中一個原因在於筋膜的走向是多方向性的，單一方向的伸展無法全面地活動到每一個走向的筋膜。**

　　想要更全面地運動及伸展筋膜，提升組織滑動性，就需要進行多面向的運動和伸展，或是運用主動負載式伸展來創造不同方向性的力量，來將沾黏或卡住的部位重新打開。「筋膜整合瑜伽」的練習方式，便包含了以上的這些元素，能有效促進筋膜與各組織間的滑動性，並讓力量傳遞地更為順暢，當滑動順暢且力量能連續傳遞時，人體的動作模式自然會變得更加流暢，可能導致問題的動作型態也會自然減少。

▶▶ 身心緊繃者

　　身體和內心狀態緊密相關，已是一個不爭的事實。對於身處於生活步調快速和高壓環境的現代人來說，身心緊繃幾乎是一種無人得以倖免的文明病，不過只要你願意改變，一切都是有機會改善的。

身體的緊繃並非只是與一個人的姿勢和運動情況有關，也會受到內心反應相當大的影響。一個人在充滿壓力的情境上，很容易產生緊張、害怕或擔憂的情緒，而每一種情緒都會連帶產生身體的反應，譬如以上提到的幾種情緒，都會產生身體正面緊縮的反應，帶來緊繃的感受。

此外，筋膜的狀態也會使情緒產生改變。義大利學者布魯諾·博爾多尼（Bruno Bordoni）曾在他的研究發表中指出：「在日常活動和運動中，肌筋膜連續體的紊亂和失調能改變人的情緒狀態。」由此我們可以得知兩件事，其一是肌筋膜的狀態會影響一個人的情緒；其二則是我們可以透過改變肌筋膜來改變情緒。

不管是短期或長期的情緒反應及身體緊縮，都會讓人產生身心的緊繃感，這時候如果能改變身體和內在其中一者的狀態（兩者能同時改變更好），就能使緊繃感隨之改變。

對於許多人來說，改變身體型態會比改變內心的想法和情緒來得容易，因此我們可以透過「筋膜整合瑜伽」的練習，重新調節筋膜的狀態，改變身體的姿態，讓身體回到張力平衡的狀態，身心緊繃的狀況也會獲得改善。對於時常感到憂鬱、焦慮和煩躁的人們，「筋膜整合瑜伽」也是一項強而有力的工具，能讓情緒產生流動及改善，幫助一個人恢復身心的健康。

▶▶ 想改善呼吸品質者

呼吸是維持人類生存的必要條件之一，雖然每個活著的人都會呼吸，但究竟有多少人真的能夠好好呼吸，則是另一件有待商榷的事情了。呼吸是人與生俱來的能力，但對於身體活動日益減少、生活壓力逐日增加的人們來說，順暢、輕鬆地呼吸反而成了一種遙不可及的渴求。自律神經失調、失眠、壓力、情緒困擾、缺乏活動的身體等，每一種身心失衡的狀況，都會導致呼吸模式的改變，也會讓筋膜隨之產生變化。

前面我們有提過，深層體腔筋膜與呼吸功能間具有直接關連，不管是什麼樣的原因造成呼吸功能低下，我們都能透過筋膜的活動與調整，來改善呼吸的品質。在「筋膜整合瑜伽」的練習裡，可透過表層筋膜的重新調整，來改變肌肉和筋膜的張力，抑制過度活化的呼吸相關肌群，也能夠打開被侷限住的身體空間，讓呼吸可以更加完整和順暢。

而配合呼吸練習的深層筋膜活化與調節，則能主動創造更為理想的呼吸模式，並訓練筋膜與呼吸的協調運作。此外，由於瑜伽相當重視身體、情緒及意識的覺察和調節，並將人體的各系統、感受和經驗統合為一，這代表我們在活動身體的同時，也在對影響呼吸的各層面因素進行調節，來促進身心的平衡，也因此結合肌筋膜概念的「筋膜整合瑜伽」，對於呼吸品質改善具有更深一層的助益。

當人的呼吸品質獲得改善，除了可以協助肌筋膜維持較理想的張力，也能使自律神經系統逐漸回復正常運作，對於睡眠品質的提升，情緒與壓力的調節，也能夠提供相當大的幫助。

▶▶ 慢性 / 持續性疼痛者

當一個人有持續 3 個月以上的疼痛狀況，臨床上通常就會將它稱之為「慢性疼痛」或「持續性疼痛」（本書以「持續性疼痛」一詞代表之）。起初，疼痛可能是由受傷、手術、疾病等身體組織的實際或潛在損傷所引起，但如果神經系統產生了不正常的過度敏感化現象，就會演變為持續性疼痛，此時人體內、外在環境中的任何一項因素，例如身體張力變化、溫度、情緒、壓力、念頭等，都可能會成為引起疼痛反應的誘發因子。

持續性疼痛者通常會呈現身體內縮的保護性姿勢，肌筋膜會出現張力失衡的現象，同時伴隨著憂鬱、焦慮、煩躁或憤怒等情緒，在生理與心理上都會產生一定程度的變化。由於筋膜內蘊含了大量的感覺受器，

因此許多關於持續性疼痛的治療取向，都會將肌筋膜的調整納入治療方案中，同時對身體、心理及神經系統進行調整。

筋膜的活化及整合有助於身體張力和姿勢調整，也能改善體內的發炎症狀。「筋膜整合瑜伽」和緩且有覺知的練習方式，也可以創造安全的動作經驗，協助神經系統去敏感化的歷程。另外，拿捏得宜的練習，更能夠促進腦內啡、內源性大麻素、血清素等激素的分泌，這些激素不僅是人體內最強而有力的天然止痛劑，效用更遠遠超過市面上販售的任何一種止痛藥，並且具有改善情緒的效果。

此外，觀照身、心、意念的練習，也能重塑一個人的經驗，轉化情緒與心念，並讓抑制疼痛的大腦區塊更為活躍，而這些都能協助持續性疼痛者減低疼痛帶來的困擾，讓疼痛獲得有效的管理，行動更加自如，情緒更為安穩，使生活品質得以提升。

人人都適合的
「筋膜整合瑜伽」

除了前面提到的各種情形之外，「筋膜整合瑜伽」其實還能對更多的人們產生協助。如果你能了解人是一個整體，那你就應該能夠理解，人的任何一個部分、任何一個系統（包含心智、情緒等非身體層面的系統）都會交互影響，而筋膜這個身為人體內最大的系統，自然能對其他系統產生許多實質的影響，並促進一個人的健康。

其實若撇除特殊的適應症不談，我會告訴你，「筋膜整合瑜伽」是適合每一個人練習的，或者是說每一個人都是需要的，因為我們每個人都擁有一副充滿筋膜的身體，如果不經常促進筋膜的健康，長期下來就可能會衍生出各式各樣的問題。因此，不論你的性別、年齡、種族為何，你都需要好好地維持筋膜的健康，因為它連結了我們所有的身心系統，也跟我們的整體健康息息相關。不過我必須提醒的是，若你有一些健康上的問題，還是要先諮詢醫療人員及專業的「筋膜整合瑜伽」引導者，再開始進行適合自己的練習項目；若你沒有特殊的健康問題，只要依照書中的指引妥善練習，相信你就能開始感受到「筋膜整合瑜伽」的助益。

▶▶ 其他特殊族群

而有以下特殊健康狀況者，也很適合進行本書的練習：

1、有免疫系統問題者

整體解剖學先驅吉爾・赫德利（Gil Hedley）博士曾指出：「筋膜為全身性的內分泌器官，與免疫系統緊密相關。」因此，我們幾乎可以認定，所有與免疫系統有關的健康問題，都能藉由提升筋膜健康來改善。有研究發現，透過筋膜的伸展能抑制小鼠的乳癌腫瘤生長，研究者便指出這種溫和的伸展方式，能作為癌症治療和預防的重要組成部分。前面我們也提過，筋膜健康的狀況與淋巴系統的運作密切相關，而淋巴系統又是免疫系統中的一員大將，所以如果你有免疫系統的相關問題，不妨將「筋膜整合瑜伽」的練習，納入你的自我照護清單中，相信能對症狀改善產生實質的效益。

2、有水腫困擾者

而對於癌症術後或是一般常見的水腫狀況，筋膜的訓練也是一項非常好的選擇。造成水腫的其中一個主要原因，是由於體內的液體無法正常循環，使得這些液體堆積在某些身體部位，筋膜不只會影響淋巴液的流動狀況，筋膜本身裡的液體是否能良好地流動，也是值得我們好好關注的一件事，因為一般成人光是在淺層筋膜中，就含有約 7.5 公升的水分，更不用說再加上其他筋膜組織中的水分。人身為一種有機體和動物，保持移動（運動）是非常重要的一件事，而肌筋膜的收縮和伸張，便是促使體液流動順暢不可或缺的一環，「筋膜整合瑜伽」多面向及多元的活動方式，能提供一種全方位的人體運動模式，對於水腫症狀的改善具有相當大有幫助。

3、運動傷害者

另外，已有相當多的臨床證據顯示，當一個人在遭受意外或運動傷害後，身體的損傷及結痂狀況都會對筋膜健康產生影響，甚至會導致動作模式的改變及疼痛的產生，而筋膜的運動和療法能對這樣的情況提供相當大的幫助，以調整筋膜張力及改善疼痛問題。因此，「筋膜整合瑜伽」也能作為運動傷害復原，以及傷後或術後復健的介入方式之一。

4、有身心困擾者

至於現今社會日益嚴重的心理健康問題，例如憂鬱症、壓力症候群等文明病，目前也有越來越多的研究證據顯示，透過瑜伽、筋膜伸展及放鬆等方式，能明顯改善憂鬱、焦慮等情緒，對於自我意識及穩定感也能提供相當大的幫助。「筋膜整合瑜伽」正是將瑜伽與筋膜作出了一個緊密且和諧的結合，同時擷取兩者的精髓，所以也相當適合有情緒困擾，或想要安定身心，提升自我價值感的人們。

5、身體、大腦功能退化的年長者

對於年長者而言，不管是認知功能的衰退，或是身體及活動力的退化，都是造成生活品質下降及意外傷害的原因之一。雖然說人體的退化無法避免，但我們卻能夠利用許多不同的方式來延緩退化，其中「運動」和「感知能力訓練」便是眾所皆知的有效方法。運動能使肌肉和筋膜保持它們所需的運作，促進新陳代謝，提升肌筋膜的彈性；而感知訓練則能夠活化大腦，改善認知能力，也能夠提升平衡感，而「筋膜整合瑜伽」的練習方式，便涵蓋了這兩個項目。

過去曾有研究發現，筋膜的調整具有改善認知能力的效果，雖然目前對於兩者間的關連尚未有確切的答案，但至少我們可以確認的是，感知訓練及身體活動對於減少阿茲海默症的發生率是有助益的。也因此如果我們能常常活動筋膜，就能減少身體的僵化，減緩活動度的下降；配

合瑜伽療癒所強調的感知練習，也能讓年長者保持心理上的健康。對於年長者而言，和緩的「筋膜整合瑜伽」練習，不失為一種維持生活品質和身心健康的良好選擇。

6、失眠、頭痛者

失眠和頭痛的問題，則是現代人另一項常見的困擾。有部分的證據顯示，筋膜緊繃可能與頭痛的現象有關連，而失眠時常與自律神經系統的不正常運作和壓力有關。由於每個人的實際狀況有所不同，我也要提醒大家，並非所有的失眠和頭痛問題都是上述的因素所造成。不過，我們可以得知的是，失眠和頭痛現象出現時，神經系統確實會產生某些反應，連帶使筋膜也產生變化，這時候如果我們可以主動去改變筋膜的形態，並配合呼吸的練習，會有很大的機會能改變神經系統和身心的反應，進而改善頭痛及失眠的狀況。有許多學員曾告訴過我，「筋膜整合瑜伽」的練習明顯改善了他們的睡眠和頭痛問題，所以如果你也有同樣的困擾，這樣的練習也相當值得你一試。

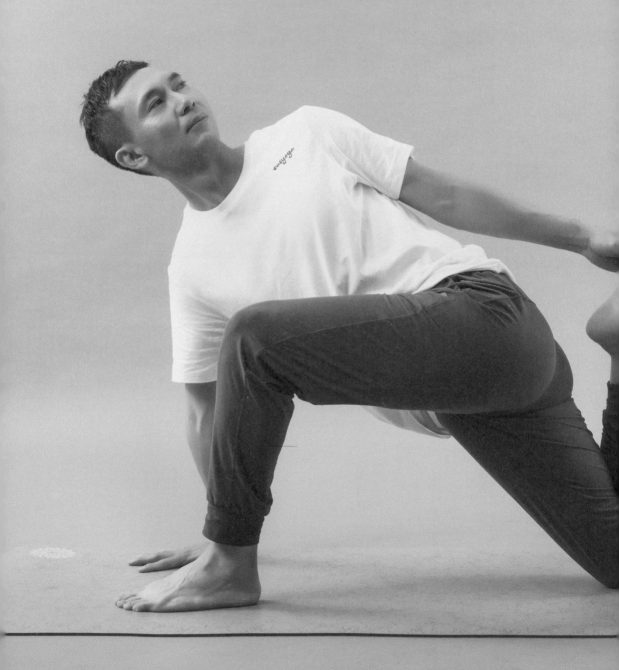

第 3 章

「筋膜整合瑜伽」動作練習

依據七條肌筋膜線，介紹可調整肌筋膜線張力的呼吸及動作練習，促進筋膜健康，改善各種身心困擾。

FASCIA × YOGA

「筋膜整合瑜伽」的練習原則

　　過往，許多人對瑜伽練習時常存在著這樣的刻板印象：「我的柔軟度不佳，所以不適合練習瑜伽。」如果你對「筋膜整合瑜伽」也抱有類似的想法或擔憂，我想先邀請你重新思考一下，因為「筋膜整合瑜伽」的練習並非以提升柔軟度為主要目的（真正的瑜伽其實也不是），而是以促進筋膜的整體健康為首要目標，因此它適合每一位擁有筋膜身體的人。

　　為了發揮瑜伽練習的益處和特性，並將其與筋膜健康促進原則充分融合，我設計的「筋膜整合瑜伽」的動作練習將會以張力調整、滑動性提升及感覺細緻化等部分為主。

　　隨後我要介紹的各項動作練習，只要你能掌握住幾項練習的大原則，並配合當下身體的狀態和感覺調整，我相信你會發現「筋膜整合瑜伽」不僅容易練習，也能讓你的身心獲得滿滿的收穫。

▶▶ 掌握五大練習原則

1. 保持柔和力道

　　「筋膜整合瑜伽」的動作練習會涵蓋各面向及角度的身體活動，不管是延展或是收縮的動作練習，你只要保持柔和的力道進行即可，因為用力過大或過快的動作可能會撕裂筋膜纖維，導致肌筋膜的損傷。

2. 留意身心感覺

　　練習時請記得時時留意身心的感覺，即使你已經掌握了力道的控制，但有時你仍然會發現身體的感覺相當強烈（如痠痛或緊繃感），或者是心理承受了過大的壓力（如有忍耐或緊張的感受出現），如果有這樣的情形發生，請記得再將力道或動作範圍減少一些。一般來說，身心的感受約莫落在低、中強度的範圍內即可。

　　身心感受是你調控動作的重要指標，因此在練習時必須要仔細且完整地感受自己的身心反應。同時，細緻地感受身體感覺和內在感受，也能提升筋膜內感覺受器的敏銳度，並能夠調校神經系統，提高動作效益，促進心理健康。

3. 保持呼吸順暢

　　練習時請盡量保持呼吸的順暢及完整度，因為呼吸與筋膜有密切的關連性，不順暢、用力或不均勻的呼吸，都會使筋膜產生非必要的收縮張力，影響整個身體的筋膜張力、滑動和力量傳遞。另外，品質不佳的呼吸模式也會使交感神經高張，造成身心的緊繃及壓力反應。

4. 允許自己探索

　　練習時請鼓勵和允許自己以探索的方式進行，任何時候只要是在你能控制的範圍，並符合其他原則的情況下，可自由地移動身體或停留在你想停留的位置。因為每個人的身體狀態各有差異，探索式的練習不僅可以提升本體感覺，還能運作到你真正需要調整或訓練的部位。

5. 由局部的動作開始

　　建議先由局部的動作開始，分別調整各區段的筋膜後，再進行全身性的整合練習（同時延伸或收縮全身各部位），以達到較佳的筋膜張力調整效益，並能優化全身整合性動作的品質。若一開始就進行整合性的動作練習，可能因為筋膜的張力不平均，而產生效益不佳的動作模式。

▶▶ 其他提醒事項

　　除了前面提到與呼吸、身體及動作相關的五大練習原則之外，我仍然要再次提醒大家「身心相連」這個觀念，只掌握了身體上的動作要訣，並無法創造出理想的練習效果，因為你的一個念頭或情緒感受就會觸動神經系統和筋膜的反應，進而對你的練習產生影響，而這正是瑜伽療癒的概念和方法可以發揮其價值的部分了。

　　理想中，我會希望你在練習過程中盡可能保持平靜、安穩的心境，但人的心智瞬息萬變，總會有不同的念頭和情緒出現在練習的過程中，這時候請不要去忽略或摒棄它們，因為這是一個你可以洞察自己的絕佳機會，也可以讓身心重新建立良好的連結。

　　你可以去覺察在過程中升起的情緒和念頭，並「接納」它們都是會在你的生命中來回出現的事物。它們的到來可能是為了提醒你一些事情（如緊張的情緒可能象徵著你正面臨壓力），也可能在傳達一直以來你對自己的看法（如我覺得自己很差勁），當你能發現這些事情時，你就能夠更進一步地調整自己，包括姿勢、動作、想法及心境等。你也可以邊感受這些情緒和心念，邊觀察身體動作如何去改變及轉化它們，如果你能時常這樣練習，你將會發現「筋膜整合瑜伽」不僅僅能改變你的身體，還能改變你的內在世界，讓你的生活擁有更多的可能。

　　另外，我必須提醒的是，「筋膜整合瑜伽」雖然能改善許多健康問題，但它無法完全取代醫療，如果你目前患有任何的身心疾病，它能作為你在接受治療之外，另一種自我健康照護的方式，不過在開始練習前，請先諮詢醫療專業人員，並適當調整練習內容以符合你的狀況。練習時如果出現明顯的不適症狀，請隨時暫停練習並稍做休息；如果不適的情況沒有緩解的現象，或練習過後出現嚴重的不適症狀，也請馬上諮詢醫療人員或就醫。

深前線

簡單來說，深前線（深層體腔）構成了肌筋膜的立體核心區域，具有支撐身體、穩定體腔及平衡其他肌筋膜線的功能，由於它的主要功能為支撐和穩定身體，所以除了髖關節內收和呼吸的運行之外，並沒有直接支配的動作。不過，呼吸與身心狀態及人的所有動作密切相關，因此它對於一個人的整體健康至關重要。然而，呼吸的練習經常會被人們所輕忽，我認為有必要在此強烈呼籲大家，如果你希望擁有良好的身心及筋膜健康，絕對有需要好好練習呼吸！

特別說明

由於深前線的主要功能並非是產生身體動作，因此在本書中不特別強調深前線的腿部內側收縮及動作之整合。不過，只要你能好好練習呼吸，並搭配其他肌筋膜線的各種練習，同樣能促進深前線的健康及張力平衡，也能對神經系統的運作產生良好的影響，改善身心壓力及失眠等症狀。

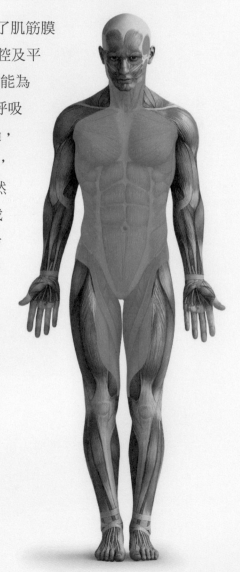

完全呼吸

效用 調節及平衡整個深前線，平穩身心及神經系統。

步驟

1. 屈膝平躺，也可於膝蓋下方放置捲成圓柱狀的毛毯或瑜伽枕，增加舒適度和穩定感。

2. 將脊椎調整至接近中立位置（減少非必要的上下或左右偏移）。

3. 將雙手手掌放置於兩側肋骨和腹部交界處。

4. 用意識及手掌感知呼吸的起伏狀態和品質。

5. 以輕柔、和緩的方式呼吸，讓胸、腹、側肋能同時且完整地起伏。

6. 細緻地覺察呼吸帶來的身心感受，並體驗過程中的所有變化。

   TIPS 1 建議練習 4 ～ 6 分鐘以上，讓神經系統及生理機制有充足的時間產生轉變。

   TIPS 2 也可採坐姿或站姿進行練習。

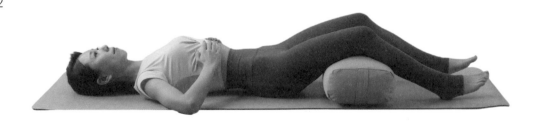

重點提醒

1. 如發現部分位置起伏較小或不一致，可將手掌置放於該處，並在心中觀想該部位與他處和諧且完整地起伏。
2. 切勿因為想讓身體產生起伏，而過度用力。
3. 呼吸以輕柔、和緩為主，不需要過度延長呼吸。

2 彈性呼吸

效用 增進深前線筋膜彈性，提升呼吸相關肌群與筋膜的協調運作。

步驟

深前線

淺背線

淺前線

側線

螺旋線

手臂線

功能線

1. 屈膝平躺，也可於膝蓋下方放置捲成圓柱狀的毛毯或瑜伽枕，增加舒適度和穩定感。

2. 雙手自然擺放在身體兩側。將脊椎調整至接近中立位置（減少非必要的上下或左右偏移）。

3. 主動和緩地吸氣，感受身體完整地擴張，並於吸滿空氣後，輕柔地屏住呼吸 1 ～ 2 秒。

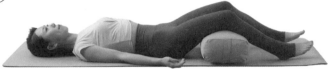

4. 釋放屏息及全身的力量，讓吐氣自然產生（被動吐氣）。

5. 被動吐氣出現後，接續加入主動吐氣，緩緩地將空氣吐光，再次輕柔地屏住呼吸 1 ～ 2 秒。

6. 釋放屏息及全身的力量，讓吸氣自然產生（被動吸氣）。

7. 被動吸氣出現後，接續加入步驟 3 的主動吸氣。

8. 可重複步驟 3 至 7 的彈性呼吸練習，維持 4 ～ 6 分鐘或更長時間。

   TIPS 此呼吸也可採坐姿或站姿進行練習。

重點提醒

1. 建議於練習彈性呼吸的前後，進行幾分鐘完全呼吸，以安定神經系統。
2. 過程保持輕柔、和緩的呼吸即可，切勿為了吸滿或吐光空氣而過度用力。
3. 留意屏住時勿過度收鼻腔和喉嚨周遭的肌肉，避免過度激活交感神經。
4. 如發現不易掌握吸氣及吐氣同時進行的彈性呼吸，可先單獨練習吸氣或吐氣的彈性呼吸。

63

火呼吸

效用 調節橫膈膜及深前線張力，活化僵硬的肌肉與筋膜。

步驟

1. 屈膝平躺，也可於膝蓋下方放置捲成圓柱狀的毛毯或瑜伽枕，增加舒適度和穩定感。

2. 將脊椎調整至接近中立位置（減少非必要的上下或左右偏移）。

3. 放鬆腹部，以輕柔的方式呼吸，將空氣慢慢地吸滿，並感受身體的擴張。

4. 略微用力並快速地收縮腹部，同時將空氣完全吐光。

5. 可重複進行步驟 3 及步驟 4，進行幾次的火呼吸練習。

   TIPS 1 此呼吸練習因吐氣時較為用力、快速，請依個人狀況選擇練習次數，切勿過度練習，避免造成不適。

   TIPS 2 此呼吸也可採坐姿或站姿進行練習。

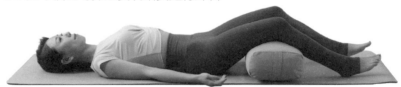

收縮腹部

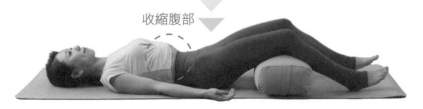

重點提醒

1. 建議於練習彈性呼吸的前後，進行幾分鐘完全呼吸，以安定神經系統。

2. 吐氣時除腹部需用力收縮之外，其他部位請盡可能保持放鬆。

3. 如有高血壓等心血管疾病者，請先諮詢醫療人員是否適合進行此呼吸練習。如經評估可進行練習，請於過程中隨時留意身體狀況。

腿部內側伸展

效用 釋放及調整深前線腿部內側區段的肌筋膜張力，並促進其滑動性。

相關組織 內收長肌、內收短肌、內收大肌、內收小肌、內側肌間筋膜等。

步驟

1. 雙膝跪地，雙手支撐於肩膀下方，脊椎維持於接近中立位置上（減少非必要的上下或左右偏移）。

2. 將雙膝左右打開至略有伸張感的距離，並將腳尖朝向外側。

3. 可依身體高低及個人感受，選擇將手臂伸直支撐，或將手肘放置於瑜伽磚或地面上。

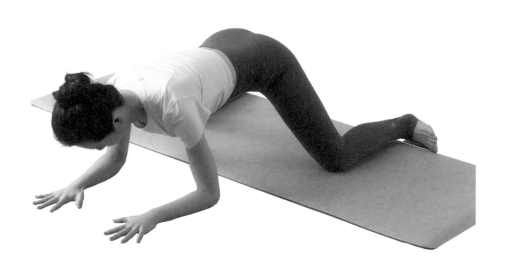

深前線

淺背線

淺前線

側線

螺旋線

手臂線

功能線

65

4. 保持輕柔、順暢的呼吸，略微前後或左右移動骨盆，亦可以骨盆畫圓的方式緩慢進行。

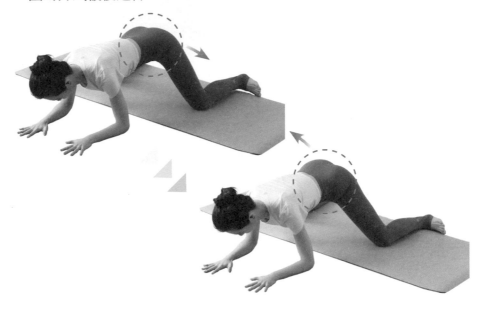

5. 仔細感知及探索動作時的身心反應，如皮膚和肌筋膜的伸張與活動感、身體感覺的變化、內在感受和情緒的狀態及變化等，並依據身心感受即時調整力道及動作範圍。

6. 可練習約 30 秒至 2 分鐘，結束後可自由地活動及舒展身體。

重點提醒

1. 動作時以略有皮膚或肌筋膜的輕柔伸張感即可，若肌筋膜的彈性及滑動性良好，你並不會出現痠或緊的感覺，請勿僅以是否有痠、緊等感覺來作為動作範圍的判斷依據。

2. 若於過程中出現身體或心理較強烈的壓力反應，請隨時調整身體姿勢、動作範圍、力道，並確認呼吸是否保持輕柔、順暢。如調整後情況仍未改善，請暫停練習並讓自己稍做休息。

淺背線

　　淺背線可說是讓我們的身體維持直立的重要肌筋膜線，它的分布範圍從足底、腿部後側、背部、頸部後側，一路來到額頭，它能產生踮腳尖（蹠屈），膝蓋彎曲，以及脊椎向後彎曲（伸展）等動作。

　　若是背部筋膜過度延長，將會讓一個人出現彎腰駝背的現象；反之，若是過度縮短，則會使脊椎和身體後側緊縮。不論是哪種狀況，均可能讓背部產生疼痛或其他不適感，並會限制各種動作的進行，如足底筋膜炎、膝關節過度後推（過度伸展）或無法打直、骨盆前後傾等現象，都與淺背線的張力有關。

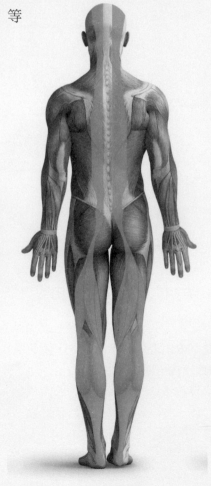
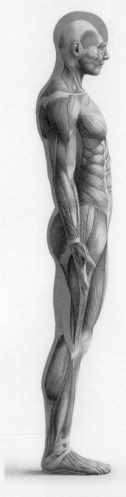

足底與踝部伸展

效用 延伸淺背線足底與腳踝後側，釋放過度緊縮的肌筋膜張力，並促進其滑動性。

相關組織 足底筋膜、屈趾短肌等。

步驟

1. 跪姿，腳尖踩地，雙手支撐地面。

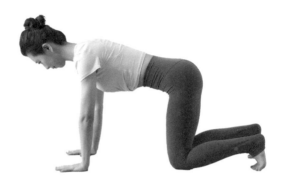

2. 雙手手掌往斜前下方平均推地，並將雙腳腳跟及臀部後推，讓足底及腳踝後側產生些微的伸張感。

後推

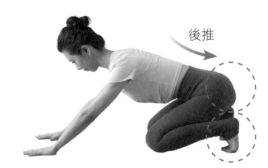

3. 保持輕柔、順暢的呼吸，並維持穩定的後推力量，再讓臀部及腳跟緩慢地左右來回移動。

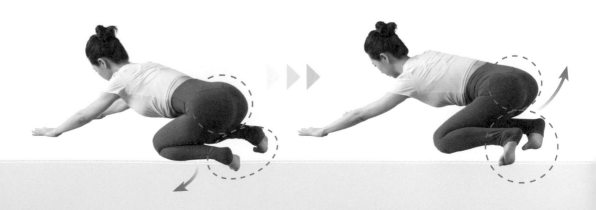

4. 仔細感知及探索動作時的身心反應，如皮膚和肌筋膜的伸張與活動感、身體感覺的變化、內在感受和情緒的狀態及變化等，並依據身心感受即時調整力道及動作範圍。

5. 可練習約 30 秒至 2 分鐘，結束後可自由地活動及舒展身體。

變化動作

此動作亦可將雙膝略微離地進行，可依個人喜好選擇適宜的練習方式。

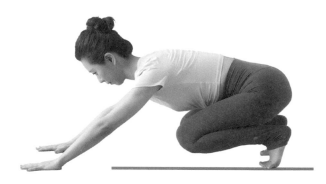

深前線

淺背線

淺前線

側　線

螺旋線

手臂線

功能線

重點提醒

1. 如於足底筋膜炎或其他足踝部損傷之急性期，不建議練習此動作。

2. 動作時以略有皮膚或肌筋膜的輕柔伸張感即可，若肌筋膜的彈性及滑動性良好，你並不會出現痠或緊的感覺，請勿僅以是否有痠、緊等感覺來作為動作範圍的判斷依據。

3. 若於過程中出現身體或心理較強烈的壓力反應，請隨時調整身體姿勢、動作範圍、力道，並確認呼吸是否保持輕柔、順暢。如調整後情況仍未改善，請暫停練習並讓自己稍做休息。

足踝與小腿後側伸展

效用 延伸淺背線足踝與小腿後側，釋放過度緊縮的肌筋膜張力，並促進其滑動性。

相關組織 阿基里斯腱、腓腸肌等。

步驟

1. 可由四足跪姿，將雙手、雙腳的前後距離加大後，將膝蓋離地，臀部朝斜後上方推高，適度延伸脊椎。

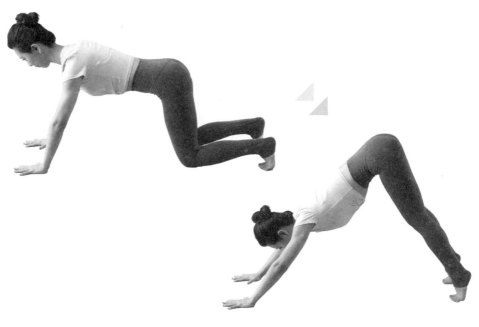

2. 雙手手掌往斜前下方穩定推地，膝蓋保持微彎，並將腳跟略微下踩，使足踝及小腿後側產生些微的伸張感。

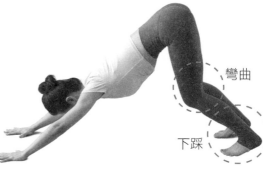

彎曲

下踩

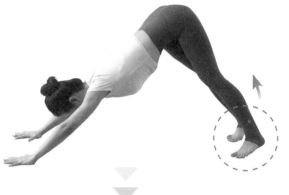

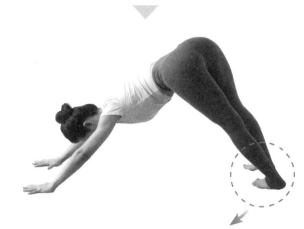

3. 保持輕柔、順暢的
   呼吸，維持所有部
   位穩定的力量，並
   讓腳跟緩慢地左右
   來回移動。

深前線

淺背線

淺前線

側線

螺旋線

手臂線

功能線

4. 亦可將腳跟略微踮高後，輪流往正後方、右後方及左後方下踩。
5. 仔細感知及探索動作時的身心反應，如皮膚和肌筋膜的伸張與活動
   感、身體感覺的變化、內在感受和情緒的狀態及變化等，並依據身
   心感受即時調整力道及動作範圍。
6. 可練習約 30 秒至 2 分鐘，結束後可自由地活動及舒展身體。

71

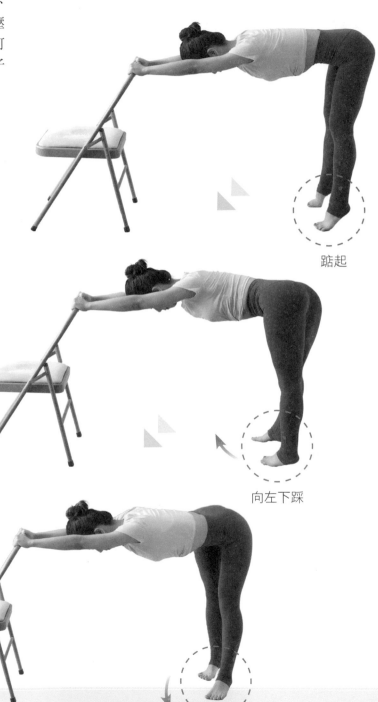

變化動作

如有手部難以支撐、
心血管疾病或眼壓
過高等問題者,可
採用手扶牆或椅子
的方式進行。

踮起

向左下踩

向右下踩

大腿與骨盆後側伸展

效用 延伸淺背線大腿及骨盆後側區段,釋
放過度緊縮的肌筋膜張力,並促進其
滑動性。

相關組織 膕旁肌、薦粗隆韌帶等。

步驟

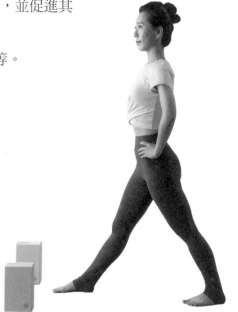

1. 將雙腳前後分開站立,後
   腳跟可略微向內轉,讓腳
   跟可穩定踩至地面。

2. 將雙膝伸直,並將脊椎延
   伸後,從骨盆處往前靠近
   前大腿,使前大腿後側產
   生些微的伸張感。可將雙
   手扶在大腿或瑜伽磚上,
   保持輕柔、順暢的呼吸。

   Tips 請留意膝蓋伸直時,不
   做下壓及後推之動作;
   如伸直膝蓋感到困難,
   亦可以略微彎曲膝蓋的
   方式進行。

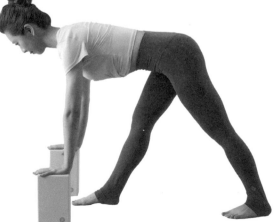

深前線

淺背線

淺前線

側線

螺旋線

手臂線

功能線

73

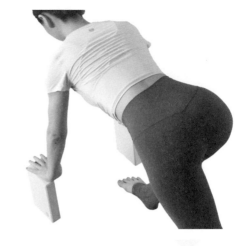

3. 讓臀部緩慢地左右來回移動。

4. 仔細感知及探索動作時的身心反應，如皮膚和肌筋膜的伸張與活動感、身體感覺的變化、內在感受和情緒的狀態及變化等，並依據身心感受即時調整力道及動作範圍。

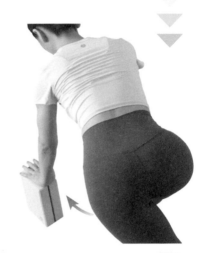

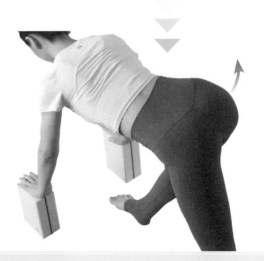

5. 可練習約 30 秒至 2 分鐘後換腳練習，結束後可自由地活動及舒展身體。

 變化動作

也可用手扶椅子或
牆壁進行練行。

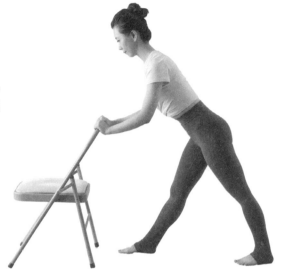

重點提醒

1. 動作時以略有皮膚或肌筋膜的輕柔伸張感即可，若肌筋膜的彈性及滑動性良好，你並不會出現痠或緊的感覺，請勿僅以是否有痠、緊等感覺來作為動作範圍的判斷依據。
2. 若於過程中出現身體或心理較強烈的壓力反應，請隨時調整身體姿勢、動作範圍、力道，並確認呼吸是否保持輕柔、順暢。如調整後情況仍未改善，請暫停練習並讓自己稍做休息。

深前線

淺背線

淺前線

側　線

螺旋線

手臂線

功能線

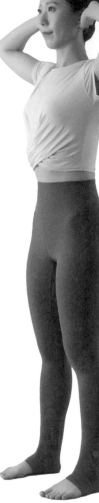

4　背部與頸部後側伸展

效用　延伸淺背線背部區段，釋放過度緊縮的
肌筋膜張力，並促進其滑動性。

相關組織　豎脊肌、腰薦筋膜等。

步驟

1. 將雙腳略微分開穩定站立，膝蓋可微彎及保持
   彈性，雙手輕抱頭部後側，並將脊椎向上延伸。

2. 保持輕柔、順暢的呼吸，由頸椎最上節向下彎曲，
   讓頸部後側些微伸張，再加上頭部左右轉之動作。
   Tips　此動作亦可坐在椅子或地板上進行。

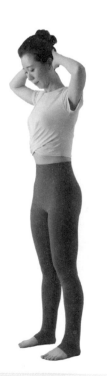 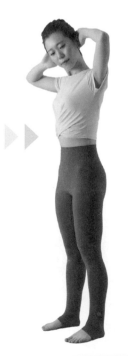 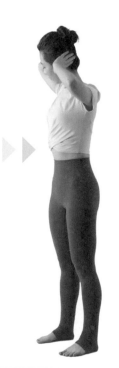

3. 左右轉動幾次後，可繼續將脊椎往下彎曲，以同樣的方式依序活動上背、中背，一路至下背部。

> **Tips** 脊椎向下彎曲及左右轉動時，保持輕柔的力道即可，請勿過度用力下壓及旋轉脊椎。

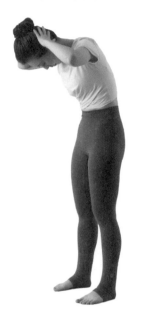 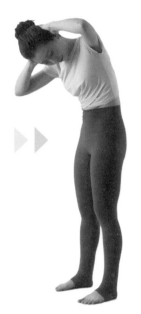 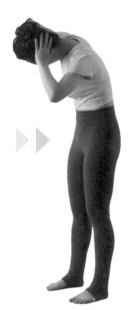

4. 活動至下背部後，可以相同方式活動反向慢慢向上，讓身體回到直立站姿。

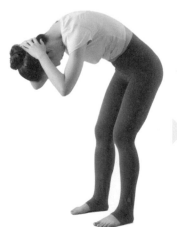 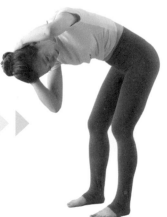 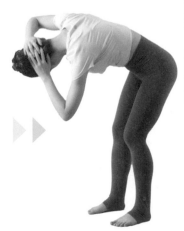

深前線

淺背線

淺前線

側線

螺旋線

手臂線

功能線

5. 仔細感知及探索動作時的身心反應，如肌筋膜和關節的伸張與活動感、身體感覺的變化、內在感受和情緒的狀態及變化等，並依據身心感受即時調整力道及動作範圍。

6. 每個區段可練習約 30 秒至 1 分鐘，或依照自己的節奏緩慢進行，結束後可自由活動及舒展身體。

重點提醒

1. 動作時以略有皮膚或肌筋膜的輕柔伸張感即可，若肌筋膜的彈性及滑動性良好，你並不會出現痠或緊的感覺，請勿僅以是否有痠、緊等感覺來作為動作範圍的判斷依據。

2. 若於過程中出現身體或心理較強烈的壓力反應，請隨時調整身體姿勢、動作範圍、力道，並確認呼吸是否保持輕柔、順暢。如調整後情況仍未改善，請暫停練習並讓自己稍做休息。

深前線

淺背線

淺前線

側線

螺旋線

手臂線

功能線

5	淺背線伸展整合

效用 延伸淺背線所有區段，整合淺背線肌筋膜張力，
促進其伸張之協調性。

相關組織 淺背線筋膜及肌群。

步驟

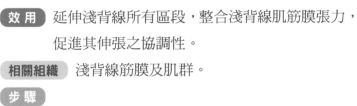

1. 將雙腳伸直坐於地面上，微勾腳尖
讓足踝部後側略微延伸。

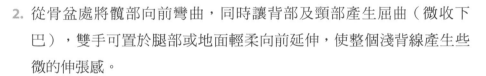

2. 從骨盆處將髖部向前彎曲，同時讓背部及頸部產生屈曲（微收下巴），雙手可置於腿部或地面輕柔向前延伸，使整個淺背線產生些微的伸張感。

   TIPS 動作時請以延伸及適度彎曲脊椎之方式進行，勿過度下壓身體，避免產生張力延伸不均，或其他不適症狀及損傷。

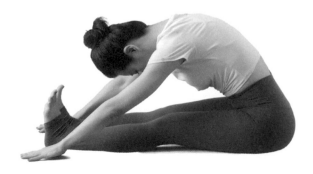

3. 保持輕柔、順暢的呼吸，仔細控制每個部位的延伸力道及角度，讓整個淺背線均衡且柔和地伸張。

4. 仔細感知及探索動作時的身心反應，如皮膚和肌筋膜的伸張與活動感、身體感覺的變化、內在感受和情緒的狀態及變化等，並依據身心感受即時調整力道及動作範圍。

5. 可練習約 30 秒至 2 分鐘，結束後可自由地活動及舒展身體。

變化動作

此動作亦可坐在椅子上或以站姿前彎方式進行。

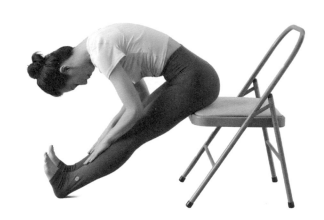

重點提醒

1. 此動作建議於各區段的「伸展」練習後，再進行「伸展整合」練習，以達較佳效益。

2. 動作時以略有皮膚或肌筋膜的輕柔伸張感即可，若肌筋膜的彈性及滑動性良好，你並不會出現痠或緊的感覺，請勿僅以是否有痠、緊等感覺來作為動作範圍的判斷依據。

3. 若於過程中出現身體或心理較強烈的壓力反應，請隨時調整身體姿勢、動作範圍、力道，並確認呼吸是否保持輕柔、順暢。如調整後情況仍未改善，請暫停練習並讓自己稍做休息。

足踝與小腿後側收縮

效用 收縮及活化淺背線足踝與小腿後側區段，提升
該區段肌筋膜的剛性與彈性。

相關組織 足底筋膜、阿基里斯腱、腓腸肌等。

步驟

1. 將雙腳略微分開穩定站立，膝蓋可伸直但保持隨
   時可自然活動之彈性，雙手可自然垂放或置於骨
   盆處協助穩定，並將脊椎向上延伸。

2. 將重心平均踩在雙腳腳尖
   處，以穩定的節奏來回將
   腳跟離地及踩回地面。

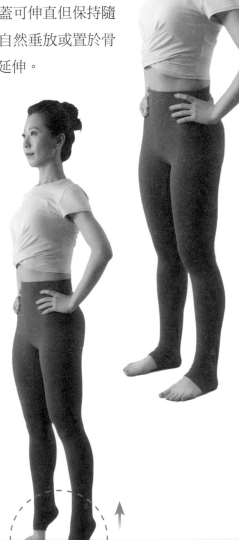

深前線

淺背線

淺前線

側線

螺旋線

手臂線

功能線

81

3. 保持輕柔、順暢的呼吸，仔細控制動作和力量，讓雙腳能均衡、協調地運作。

4. 仔細感知及探索動作時的身心反應，如肌筋膜的收縮與活動感、身體感覺的變化、內在感受和情緒的狀態及變化等，並依據身心感受即時調整力道及動作範圍。

5. 可練習至略有費力、緊縮或疲勞感之次數，結束後可自由地活動及舒展身體。

變化動作

動作時若不易平衡，可以手扶牆或椅背之方式進行；年長者及有其他不適合站立之情況者，亦可坐在椅子上進行。

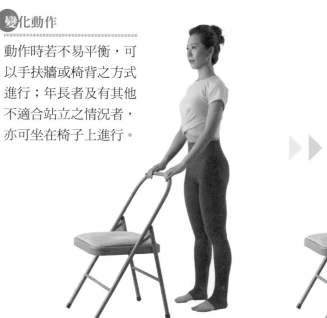
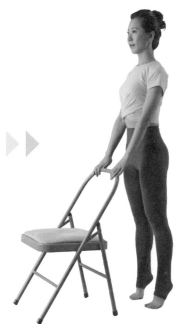

重點提醒

1. 此動作亦可停留在腳跟離地的位置，維持至略有費力、緊縮或疲勞感之時間後，再將腳跟踩回地面放鬆，依自身狀況重複 3～5 回。

2. 如於足底筋膜炎或其他足踝與小腿損傷之急性期，不建議練習此動作。

3. 若於過程中出現身體或心理較強烈的壓力反應，請隨時調整身體姿勢、動作範圍、力道，並確認呼吸是否保持輕柔、順暢。如調整後情況仍未改善，請暫停練習並讓自己稍做休息。

深前線
淺背線
淺前線
側線
螺旋線
手臂線
功能線

7 大腿與骨盆後側收縮

效用 收縮及活化淺背線大腿與骨盆後側區段,提升該區段肌筋膜的剛性與彈性。

相關組織 膕旁肌、薦粗隆韌帶等。

步驟

1. 平躺於地面上,將雙腳膝蓋彎曲,讓腳掌平均踩於地面,雙手可略微延伸,平放於身體兩側,並讓脊椎延伸接近中立位置。

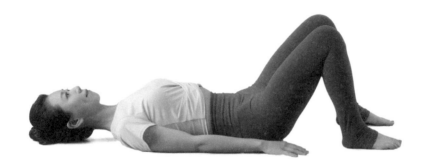

2. 利用雙腳下踩及臀部的力量,將骨盆及背部抬離地面。保持腳掌下踩,再加上腳跟後推之力量,以增加大腿後側的收縮感。

   Tips 骨盆抬起之高度以適合自身狀況,不會產生過度緊繃及不適感為準,無須要求自己抬至特定高度。

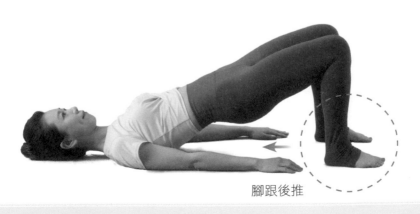

腳跟後推

83

3. 保持輕柔、順暢的呼吸，仔細控制動作和力量，讓雙腳能均衡、協調地運作。

4. 仔細感知及探索動作時的身心反應，如肌筋膜的收縮與活動感、身體感覺的變化、內在感受和情緒的狀態及變化等，並依據身心感受即時調整力道及動作範圍。

5. 可停留至略有費力、緊縮或疲勞感之時間，並依自身狀況重複 3 ～ 5 回，結束後可自由地活動及舒展身體。

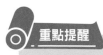
重點提醒

1. 此動作以大腿後側為主要訓練區段，故軀幹可維持在脊椎中立位置即可，不需要刻意收縮背部。

2. 此動作亦可採取動態的方式進行，在身體上抬啟動雙腿後側均衡的收縮力量後，隨即將身體放回地面，重複操作至略有費力、緊縮或疲勞感之次數。

3. 若於過程中出現身體或心理較強烈的壓力反應，請隨時調整身體姿勢、動作範圍、力道，並確認呼吸是否保持輕柔、順暢。如調整後情況仍未改善，請暫停練習並讓自己稍做休息。

背部與頸部後側收縮

效用 收縮及活化淺背線背部與頸部後側區段，提升該區段肌筋膜的剛性與彈性。

相關組織 豎脊肌、腰薦部筋膜等。

步驟

1. 俯臥於地面上，將手肘支撐於肩膀下方或前側，讓身體兩側平均延長，並將雙腳後向延伸。

   TIPS 手肘的放置以適合自身狀況，不會產生背部壓迫及不適感，並能穩定支撐地面之位置為準。

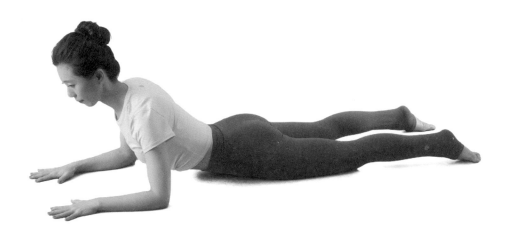

深前線

淺背線

淺前線

側線

螺旋線

手臂線

功能線

2. 將骨盆底部（恥骨處）及雙腳略微下壓至地面後，讓手肘與前臂推向地面並後拉，讓肩膀向後收縮，胸口產生前推之力量。同時讓背部及頸部後側產生收縮的力量，延伸挺起背部，微抬下巴，讓背部及頸部維持在平順曲線上。

TIPS 留意不讓頸部或下背處過度彎曲，以維持整個背部及頸部後側收縮的張力協調。

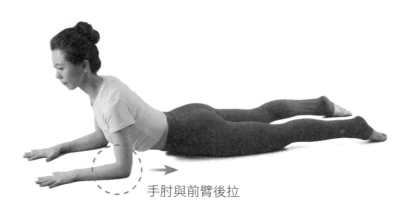

手肘與前臂後拉

3. 保持輕柔、順暢的呼吸，仔細控制動作和力量，讓整個背部及頸部能均衡、協調地運作。

4. 仔細感知及探索動作時的身心反應，如肌筋膜的收縮與活動感、身體感覺的變化、內在感受和情緒的狀態及變化等，並依據身心感受即時調整力道及動作範圍。

5. 可停留至略有費力、緊縮或疲勞感之時間，並依自身狀況重複 3 ～ 5 回，結束後可自由地活動及舒展身體。

重點提醒

1. 此動作亦可採動態的方式進行，在啟動背部及頸部後側均衡的收縮力量後，隨即將身體放鬆，重複操作至略有費力、緊縮或疲勞感之次數。

2. 若於過程中出現身體或心理較強烈的壓力反應，請隨時調整身體姿勢、動作範圍、力道，並確認呼吸是否保持輕柔、順暢。如調整後情況仍未改善，請暫停練習並讓自己稍做休息。

9 | 淺背線收縮整合

效用 收縮淺背線所有區段，整合淺背線肌筋膜張力，促進其共同收縮之協調性。

相關組織 淺背線筋膜及肌群。

步驟

1. 俯臥於地面上，將手掌支撐於肩膀或胸口兩側，讓身體兩側平均延長，並將雙腳後向延伸。

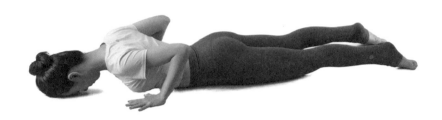

2. 將骨盆底部（恥骨處）略微下壓至地面後，讓手掌推向地面並後拉，讓肩膀向後收縮。接著同時收縮背部、頸部後側、臀部及大腿後側，抬起胸口、頸部及雙腿。

   Tips 動作時請讓背部及頸部維持在平順曲線上，不過度彎曲頸部及下背部，並留意不過度緊縮臀部及抬高雙腿。

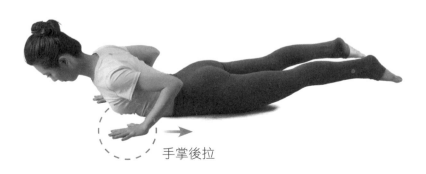

手掌後拉

3. 彎曲膝蓋將小腿
   推向大腿，壓腳
   背（蹠屈）讓小
   腿及足底產生收
   縮。

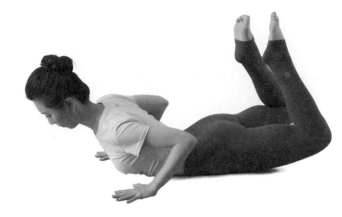

4. 保持輕柔、順暢的呼吸，控制每個部位的收縮力道與動作，讓整個
   淺背線能保持穩定、均衡地收縮。
5. 仔細感知及探索動作時的身心反應，如整個淺背線肌筋膜的收縮與
   活化感、身體感覺的變化、內在感受和情緒的狀態及變化等，並依
   據身心感受即時調整力道及動作範圍。
6. 可停留至略有費力、緊縮或疲勞感之時間，並依自身狀況重複 3 ～ 5
   回，結束後可自由地活動及舒展身體。

重點提醒

1. 此動作建議於各區段的「收縮」練習後，再進行「收縮整合」練習，以
   達較佳效益。
2. 若於過程中出現身體或心理較強烈的壓力反應，請隨時調整身體姿勢、
   動作範圍、力道，並確認呼吸是否保持輕柔、順暢。如調整後情況仍未
   改善，請暫停練習並讓自己稍做休息。

由於**淺背線**與**淺前線**的關連性及相互影響度極高,建議搭配淺前線動作一起練習,來達到張力整合的最佳化。另外,因為每個人在淺背線的張力呈現狀態不一,建議在練習前可先觀察自己的淺背線何處過於縮短,何處過於拉長,再分別選擇適宜的動作練習。

　　簡單來說,過於縮短的部位可多著重在伸張動作練習;過於拉長的部位可多著重在收縮動作練習,例如:彎腰駝背者應多練習背部收縮之動作,而非繼續延伸拉長背部的肌筋膜;反之,骨盆前傾(下背部過於縮短)者則可多著重下背部的伸張練習。在每一個區段都分別做了適宜的張力調整(延伸或收縮)後,再進行整條淺背線的整合練習,才能真正產生理想的張力整合與協調狀態。

淺前線練習(參考 p.91 ～ p.111)

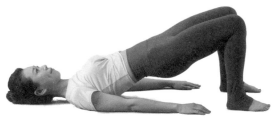

淺背線練習(參考 p.68 ～ p.88)

▲淺背線與淺前線的關連性及相互影響度極高,建議兩組動作一起練習,來達到張力整合的最佳化。

淺前線

　　顧名思義，肌筋膜的淺前線乃是分布於人體的前側，範圍包括：腳背、腿部前側、腹部、胸口、頸部的胸鎖乳突肌，最後連結到頭皮的筋膜。淺前線縮短時，能產生身體和髖部屈曲，以及膝蓋伸直的動作，並與淺背線具有相互協調的關係，讓人在進行前彎和後仰時，能夠順暢地活動。另外，淺前線還具有拉抬骨架的功能，避免骨盆、肋骨和頭部因為地心引力而下墜。若是淺前線過度縮短，可能會讓人出現身體前側內縮、頭部前傾等現象；反之，若是過度拉長，則可能會出現過度挺胸或骨盆前傾等現象。這些現象可能會造成呼吸不順暢、背部疼痛、憂鬱情緒等狀況，也會影響其他面向的肌筋膜張力和動作。

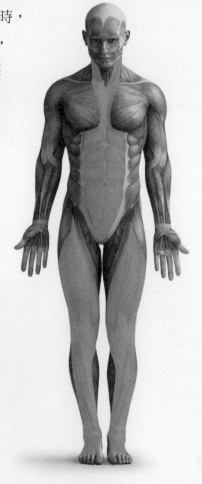

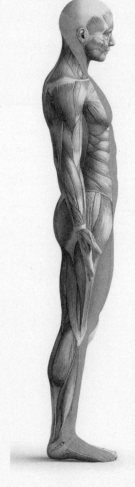

1 足踝與小腿前側伸展

效用 延伸淺前線足踝與小腿前側區段，釋放過度緊縮的肌筋膜張力，並促進其滑動性。

相關組織 伸趾長肌、伸趾長肌、脛前肌等。

步驟

1. 站立於地面上，保持膝蓋及上半身放鬆，雙手可自然擺放或扶在骨盆處。

2. 將一腳向後一小步，腳背前端輕壓於地面上，使腳背及腳踝前側產生些微的伸張感。

   Tips 如腳背壓地刺激感過大，可墊毛巾或其他軟墊，以增加舒適度。

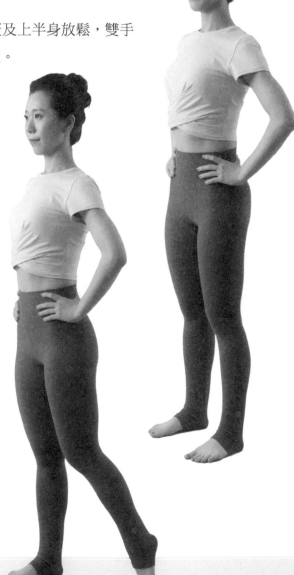

深前線

淺背線

淺前線

側線

螺旋線

手臂線

功能線

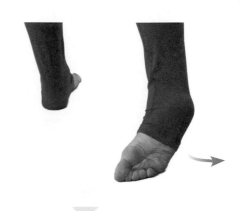

3. 保持輕柔、順暢的呼吸，並維持穩定的下壓力量，再讓腳踝緩慢地左右來回移動。

4. 仔細感知及探索動作時的身心反應，如皮膚和肌筋膜的伸張與活動感、身體感覺的變化、內在感受和情緒的狀態及變化等，並依據身心感受即時調整力道及動作範圍。

5. 可練習約 30 秒至 2 分鐘，結束後自由地活動及舒展身體，再換腳練習。

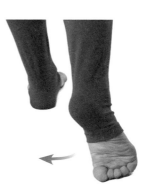

變化動作 1

此動作亦可將雙手扶在牆面或椅背上進行，以協助平衡。

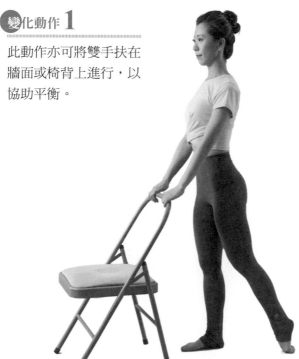

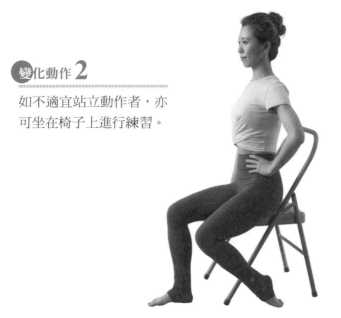

變化動作 2

如不適宜站立動作者，亦
可坐在椅子上進行練習。

深前線

淺背線

淺前線

側　線

螺旋線

手臂線

功能線

重點提醒

1. 動作時以略有皮膚或肌筋膜的輕柔伸張感即可，若肌筋膜的彈性及滑動
   性良好，你並不會出現痠或緊的感覺，請勿僅以是否有痠、緊等感覺來
   作為動作範圍的判斷依據。
2. 若於過程中出現身體或心理較強烈的壓力反應，請隨時調整身體姿勢、
   動作範圍、力道，並確認呼吸是否保持輕柔、順暢。如調整後情況仍未
   改善，請暫停練習並讓自己稍做休息。

大腿前側伸展

效用 延伸淺前線大腿前側區段，釋放過度緊縮的肌筋膜張力，並促進其滑動性。

相關組織 股直肌、縫匠肌等。

步驟

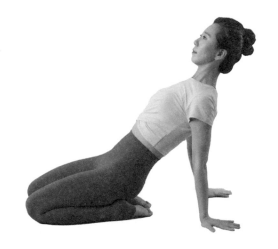

1. 雙腳跪坐於地面，並將雙手支撐於身體後方。

2. 利用臀部的力量將骨盆抬起，並讓骨盆略微向後傾斜，使大腿前側產生些微的伸張感。將脊椎延伸接近中立位置，頭部面向斜上方或前方。

TIPS 如大腿前側緊繃感較強，亦可以不上抬骨盆的方式進行。

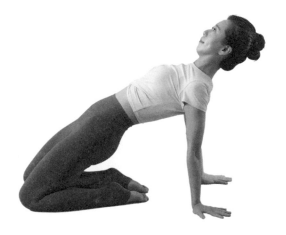

3. 保持輕柔、順暢的呼吸，並維持穩定的姿勢和力量，再讓骨盆緩慢
   地左右來回移動。

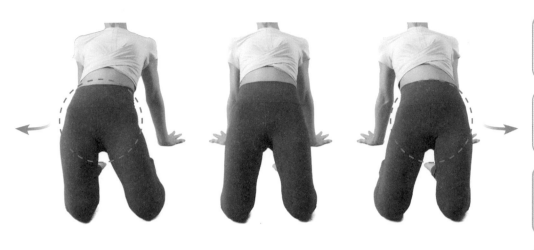

4. 仔細感知及探索動作時的身心反應，如皮膚和肌筋膜的伸張與活動
   感、身體感覺的變化、內在感受和情緒的狀態及變化等，並依據身
   心感受即時調整力道及動作範圍。
5. 可練習約 30 秒至 2 分鐘，結束後可自由地活動及舒展身體。

深前線

淺背線

淺前線

側線

螺旋線

手臂線

功能線

如不適宜採跪坐姿者,可改採跪姿方式進行,雙手扶於椅子或瑜伽磚上,將骨盆略微前推並向後傾斜,再接續步驟 3 之後的練習。

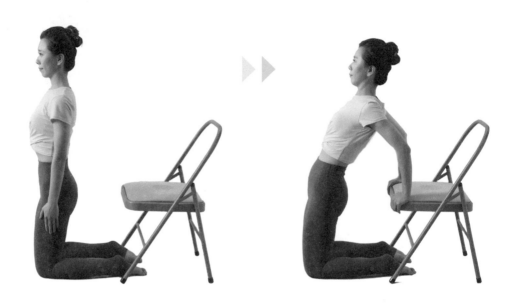

 重點提醒

1. 動作時以略有皮膚或肌筋膜的輕柔伸張感即可,若肌筋膜的彈性及滑動性良好,你並不會出現痠或緊的感覺,請勿僅以是否有痠、緊等感覺來作為動作範圍的判斷依據。

2. 若於過程中出現身體或心理較強烈的壓力反應,請隨時調整身體姿勢、動作範圍、力道,並確認呼吸是否保持輕柔、順暢。如調整後情況仍未改善,請暫停練習並讓自己稍做休息。

腹部與胸前側伸展

效用 延伸淺前線腹部及胸前側區段,釋放過度緊縮的肌筋膜張力,並促進其滑動性。

相關組織 腹直肌、胸骨肌、胸鎖筋膜等。

步驟

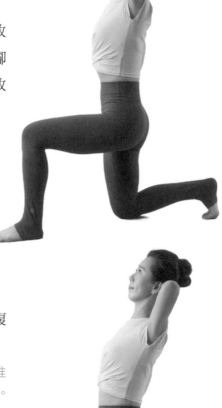

1. 將雙腳前後分開站立,後膝蓋跪放於地面,後腳尖穩定下踩。與前腳同側的手扶於頭部後側,另一手放置於骨盆處。

2. 將脊椎延伸並向後平均彎曲,使腹部及胸前側產生些微的伸張感。

   TIPS 如下背部有壓迫感,可調整腰椎的彎曲弧度,或將骨盆略微上提。

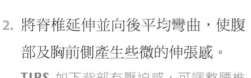

深前線

淺背線

淺前線

側線

螺旋線

手臂線

功能線

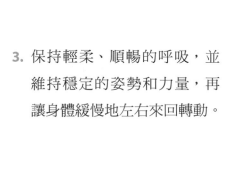

3. 保持輕柔、順暢的呼吸，並維持穩定的姿勢和力量，再讓身體緩慢地左右來回轉動。

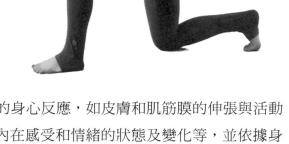

4. 仔細感知及探索動作時的身心反應，如皮膚和肌筋膜的伸張與活動感、身體感覺的變化、內在感受和情緒的狀態及變化等，並依據身心感受即時調整力道及動作範圍。

5. 可練習約 30 秒至 2 分鐘，結束後自由地活動及舒展身體，再換邊練習。

重點提醒

1. 此動作亦可一手扶於椅子上，增加平衡和穩定度。

2. 動作時以略有皮膚或肌筋膜的輕柔伸張感即可，若肌筋膜的彈性及滑動性良好，你並不會出現痠或緊的感覺，請勿僅以是否有痠、緊等感覺來作為動作範圍的判斷依據。

3. 若於過程中出現身體或心理較強烈的壓力反應，請隨時調整身體姿勢、動作範圍、力道，並確認呼吸是否保持輕柔、順暢。如調整後情況仍未改善，請暫停練習並讓自己稍做休息。

頸部伸展

效用 延伸淺前線頸部區段，釋放過度緊縮的肌筋膜張力，並促進其滑動性。

相關組織 胸鎖乳突肌等。

步驟

深前線

淺背線

淺前線

側線

螺旋線

手臂線

功能線

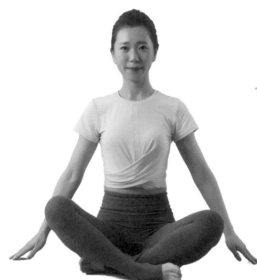

1. 可採任何自在的坐姿，將脊椎、頸部和頭部延伸向上，並將其接近於中立位置。

   TIPS 此動作亦可採站姿或坐在椅子上練習。

2. 將頸部及頭部側傾於一側，使頸部產生些微的伸張感。

3. 保持輕柔、順暢的呼吸，並維持穩定的姿勢和力量，再讓頭部緩慢地左右來回轉動。

TIPS 頸部為富含感覺受器及較為敏感的部位，請以輕柔的力道進行練習。

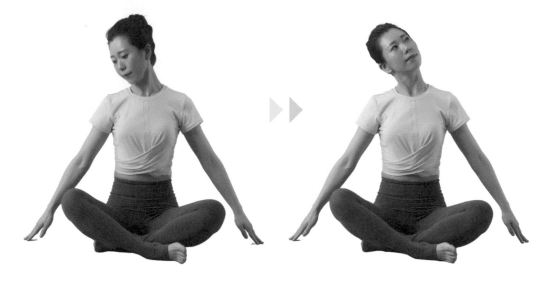

4. 仔細感知及探索動作時的身心反應，如皮膚和肌筋膜的伸張與活動感、身體感覺的變化、內在感受和情緒的狀態及變化等，並依據身心感受即時調整力道及動作範圍。

5. 可練習約 30 秒至 2 分鐘，結束後自由地活動及舒展身體，再換邊練習。

 重點提醒

1. 動作時以略有皮膚或肌筋膜的輕柔伸張感即可，若肌筋膜的彈性及滑動性良好，你並不會出現痠或緊的感覺，請勿僅以是否有痠、緊等感覺來作為動作範圍的判斷依據。

2. 若於過程中出現身體或心理較強烈的壓力反應，請隨時調整身體姿勢、動作範圍、力道，並確認呼吸是否保持輕柔、順暢。如調整後情況仍未改善，請暫停練習並讓自己稍做休息。

深前線

淺背線

淺前線

側線

螺旋線

手臂線

功能線

5	淺前線伸展整合

效用 延伸淺前線所有區段，整合淺前線肌筋膜張力，促進其伸張之協調性。

相關組織 淺前線筋膜及肌群。

步驟

1. 將雙腳跪坐於地面上，並將雙手手肘及前臂支撐於身體後方。

2. 將臀部微抬離腳跟，骨盆向後傾斜，腹部及胸口上提，讓脊椎和頸部向後彎曲呈一均勻的弧線，下巴微微上抬，使整個淺前線產生些微的伸張感。

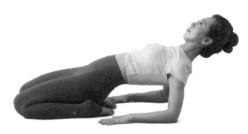 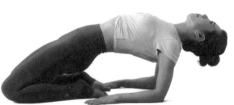

3. 保持輕柔、順暢的呼吸，仔細控制每個部位的延伸力道及角度，讓整個淺前線均衡且柔和地伸張。

4. 仔細感知及探索動作時的身心反應，如皮膚和肌筋膜的伸張與活動感、身體感覺的變化、內在感受和情緒的狀態及變化等，並依據身心感受即時調整力道及動作範圍。

5. 可練習約 30 秒至 2 分鐘，結束後可自由地活動及舒展身體。

此動作亦可採手掌支撐於地面或
瑜伽磚上之方式進行。

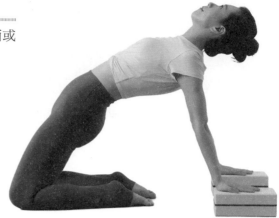

 重點提醒

1. 此動作建議於各區段的「伸展」練習後,再進行此「伸展整合」練習,
   以達較佳效益。

2. 動作時以略有皮膚或肌筋膜的輕柔伸張感即可,若肌筋膜的彈性及滑動
   性良好,你並不會出現痠或緊的感覺,請勿僅以是否有痠、緊等感覺來
   作為動作範圍的判斷依據。

3. 若於過程中出現身體或心理較強烈的壓力反應,請隨時調整身體姿勢、
   動作範圍、力道,並確認呼吸是否保持輕柔、順暢。如調整後情況仍未
   改善,請暫停練習並讓自己稍做休息。

深前線

淺背線

淺前線

側線

螺旋線

手臂線

功能線

6 足踝與小腿前側收縮

效用 收縮及活化淺前線足踝與小腿前側區段,提升該區段肌筋膜的剛性與彈性。

相關組織 伸趾長肌、伸趾長肌、脛前肌等。

步驟

1. 將雙腳前後分開,後膝蓋跪放於地面,後腳尖穩定下踩。雙手可扶於地面或瑜伽磚上,協助身體的平衡及穩定。

   TIPS 如感覺膝蓋跪地刺激感過大,可墊毛巾或其他軟墊,以增加舒適度。

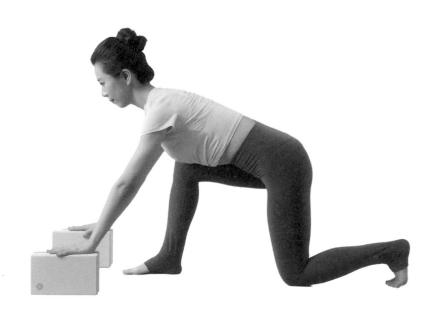

2. 將骨盆及前腿向前移動，
   讓小腿向前傾斜至可穩
   定的位置，再嘗試勾起
   前腳尖，讓足踝與小腿
   前側產生收縮的力量。

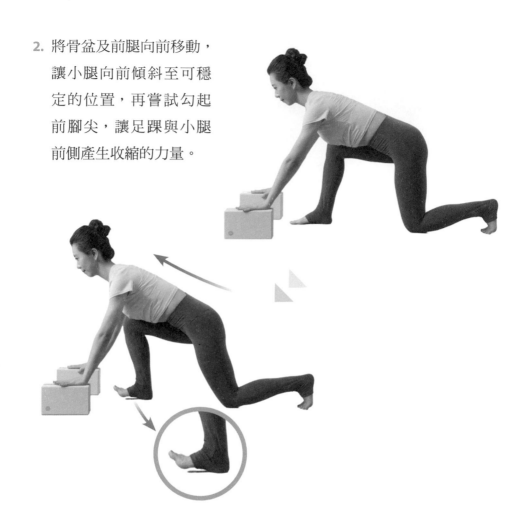

3. 保持輕柔、順暢的呼吸，仔細控制動作和力量，讓足踝與小腿前側
   能穩定保持收縮。
4. 仔細感知及探索動作時的身心反應，如肌筋膜的收縮與活動感、身
   體感覺的變化、內在感受和情緒的狀態及變化等，並依據身心感受
   即時調整力道及動作範圍。
5. 可停留至略有費力、緊縮或疲勞感之時間，並依自身狀況重複 3 ～ 5
   回，結束後可自由地活動及舒展身體。

深前線

淺背線

淺前線

側線

螺旋線

手臂線

功能線

變化動作

如膝蓋彎曲會感到不適,或不適合採此姿勢進行者,亦可坐在椅子上,將腳掌放置於地面上,再將腳尖勾起,讓足踝與小腿前側產生收縮。

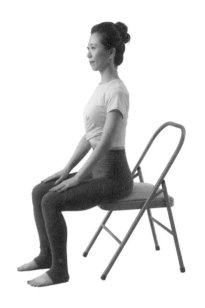 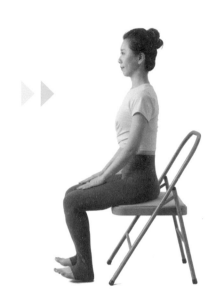

重點提醒

1. 此動作亦可採動態的方式進行,重複將腳尖勾起及放下,操作至略有費力、緊縮或疲勞感之次數。
2. 若於過程中出現身體或心理較強烈的壓力反應,請隨時調整身體姿勢、動作範圍、力道,並確認呼吸是否保持輕柔、順暢。如調整後情況仍未改善,請暫停練習並讓自己稍做休息。

7

大腿與髖部前側收縮

效 用 收縮及活化淺前線大腿及髖部前側區段，提升該區段肌筋膜的剛性與彈性。

相關組織 股直肌、縫匠肌等。

步 驟

1. 平躺於地面上，將雙腳膝蓋彎曲，讓腳掌平均踩於地面，雙手可略微延伸，平放於身體兩側，並讓脊椎延伸接近中立位置。

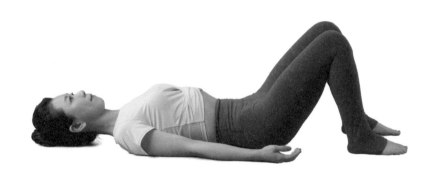

2. 將一腳膝蓋伸直抬離地面，腳尖微勾，再將腿部上抬往軀幹的方向靠近，讓大腿與髖部前側產生收縮的力量。

   Tips 進行時，請保持骨盆穩定，減少左右或前後傾斜的動作產生。

腳尖微勾

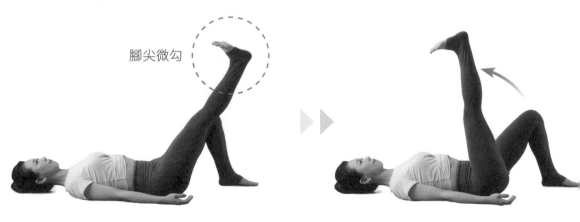

3. 保持輕柔、順暢的呼吸，仔細控制動作和力量，讓大腿與髖部前側能穩定保持收縮。

4. 仔細感知及探索動作時的身心反應，如肌筋膜的收縮與活動感、身體感覺的變化、內在感受和情緒的狀態及變化等，並依據身心感受即時調整力道及動作範圍。

5. 可停留至略有費力、緊縮或疲勞感之時間，並依自身狀況重複 3 ～ 5 回，結束後可自由地活動及舒展身體。

變化動作

也可坐在椅子上進行練習，將一腳的腳尖勾起並伸直膝蓋，再將整條腿略微上抬，讓大腿與髖部前側穩定收縮。

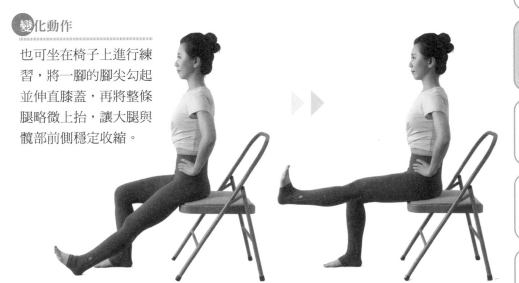

重點提醒

1. 此動作亦可採動態的方式進行，重複將伸直的腿部靠近及略微遠離軀幹，至略有費力、緊縮或疲勞感之次數。

2. 若於過程中出現身體或心理較強烈的壓力反應，請隨時調整身體姿勢、動作範圍、力道，並確認呼吸是否保持輕柔、順暢。如調整後情況仍未改善，請暫停練習並讓自己稍做休息。

深前線
淺背線
淺前線
側線
螺旋線
手臂線
功能線

8

腹部與胸頸前側收縮

效用 收縮及活化淺前線腹部及胸頸前側區段，提升該區段肌筋膜的
剛性與彈性。

相關組織 腹直肌、胸骨肌、胸鎖筋膜、胸鎖乳突肌等。

步驟

1. 平躺於地面上，將雙腳膝蓋彎曲，讓腳掌平均踩於地面，雙手可略
微延伸，平放於身體兩側，並讓脊椎延伸接近中立位置。

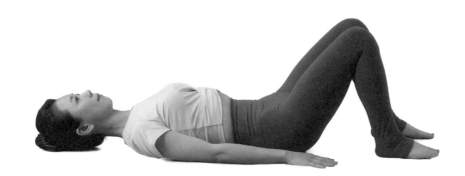

2. 將頭部略微上抬並內收下巴，接著略微捲起上背並收縮腹部，讓下
肋骨往骨盆方向移動，使腹部及胸頸前側產生收縮感。

   TIPS 動作時請留意頸部不過度用力及上抬，讓脊椎呈一均勻弧線即可。

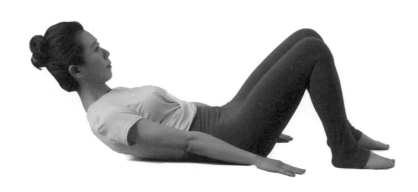

3. 保持輕柔、順暢的呼吸，仔細控制動作和力量，讓腹部及胸頸前側能均衡、協調地運作。

4. 仔細感知及探索動作時的身心反應，如肌筋膜的收縮與活動感、身體感覺的變化、內在感受和情緒的狀態及變化等，並依據身心感受即時調整力道及動作範圍。

5. 可停留至略有費力、緊縮或疲勞感之時間，並依自身狀況重複 3～5 回，結束後可自由地活動及舒展身體。

重點提醒

1. 此動作亦可採動態的方式進行，重複將身體捲起及放下，至略有費力、緊縮或疲勞感之次數。

2. 若於過程中出現身體或心理較強烈的壓力反應，請隨時調整身體姿勢、動作範圍、力道，並確認呼吸是否保持輕柔、順暢。如調整後情況仍未改善，請暫停練習並讓自己稍做休息。

深前線

淺背線

淺前線

側線

螺旋線

手臂線

功能線

9

淺前線收縮整合

效用 收縮淺前線所有區段，整合淺前線肌筋膜張力，促進其共同收
縮之協調性。

相關組織 淺前線筋膜及肌群。

步驟

1. 屈膝坐於地面上，雙
   手可輕扶於身體兩側
   地面上協助穩定，並
   將脊椎適度地延伸。

2. 將下巴內收，卷曲軀幹並收
   縮腹部，讓脊椎呈一均衡弧
   線，使腹部及胸頸前側產生
   收縮感。

   Tips 動作時請讓脊椎維持在平
   順的曲線上，不過度收縮
   頸部前側及腹部。

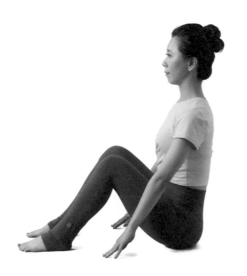
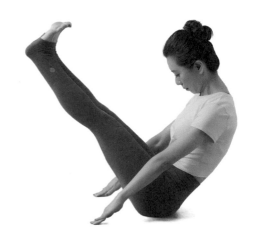

3. 接著將卷曲的軀幹向後傾斜，讓重心來到臀部，再將雙腳抬離地面，勾起腳尖並伸直膝蓋，再適度地將雙腿靠近軀幹。

4. 保持輕柔、順暢的呼吸，控制每個部位的收縮力道與動作，讓整個淺前線能保持穩定、均衡地收縮。

5. 仔細感知及探索動作時的身心反應，如整個淺前線肌筋膜的收縮與活化感、身體感覺的變化、內在感受和情緒的狀態及變化等，並依據身心感受即時調整力道及動作範圍。

6. 可停留至略有費力、緊縮或疲勞感之時間，並依自身狀況重複 3 ~ 5 回，結束後可自由地活動及舒展身體。

深前線

淺背線

淺前線

側線

螺旋線

手臂線

功能線

變化動作

此動作亦可躺於地面上進行，配合 p.108「淺前線」腹部及胸頸前側收縮練習，將雙腳勾腳尖抬起後伸直雙腳，並將雙腳往身體方向靠近，略微卷起骨盆。

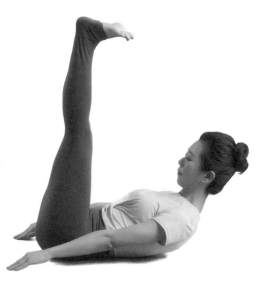

重點提醒

1. 此動作建議於各區段的「收縮」練習後，再進行「收縮整合」練習，以達較佳效益。

2. 若於過程中出現身體或心理較強烈的壓力反應，請隨時調整身體姿勢、動作範圍、力道，並確認呼吸是否保持輕柔、順暢。如調整後情況仍未改善，請暫停練習並讓自己稍做休息。

111

練習小教室

　　由於**淺前線**與**淺背線**會相互影響，且需要共同協調來產生動作及維持姿勢，因此建議搭配淺背線動作一起練習，來達到張力整合的最佳化。

　　由於每個人的淺前線張力呈現狀態有所不同，建議在練習前可先觀察自己的淺前線何處過於縮短，何處過於拉長，再分別選擇適宜的動作練習。過於縮短的部位可多著重在伸張動作練習；過於拉長的部位可多著重在收縮動作練習，以平衡整體的張力。

　　另外需要提醒的是，過往許多人會過於強調收縮腹部，常使得腹部張力過高及縮短，反而可能會產生張力失衡或下背疼痛的問題，因此建議透過自我的觀察或評估，再依據實際狀況選擇適合的練習，切勿盲目地鍛鍊或伸展某個身體部位。

淺前線練習（參考 p.91 ～ p.111）

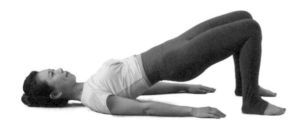

淺背線練習（參考 p.68 ～ p.88）

▲淺背線與淺前線的關連性及相互影響度極高，建議兩組動作一起練習，來達到張力整合的最佳化。

側線

肌筋膜的側線分布在身體的兩側，從腳掌的中心點往外延伸到腳踝及小腿的外側，一路向上連接大腿、骨盆、腰腹、肋骨及頸部外側，最後到達耳朵的後側。側線具有平衡及協調淺前線和淺背線的作用，也能夠傳遞其他筋膜線的力量，並具有穩定軀幹和腿部的功能。

當一側的側線縮短，另一側的側線拉長時，能讓人產生側彎的動作。如果兩側的張力不平均，可能會產生脊椎側彎、骨盆左右高低不一或假性長短腳的現象；如果側線過於僵硬、缺乏彈性，則可能會影響走路時的平衡，造成身體左右不正常的晃動。

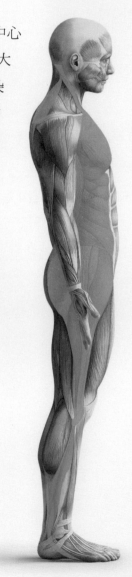

1 足踝與小腿外側伸展

效用 延伸側線足踝與小腿外側區段，釋放過度緊縮的肌筋膜張力，並促進其滑動性。

相關組織 腓骨長肌、腓骨短肌等。

步驟

1. 站立於地面上，將一腳交叉於另一腳後方，雙手可自然擺放或扶在骨盆處。

   TIPS 此動作亦可將一手扶在牆面或椅背上進行，以協助平衡。

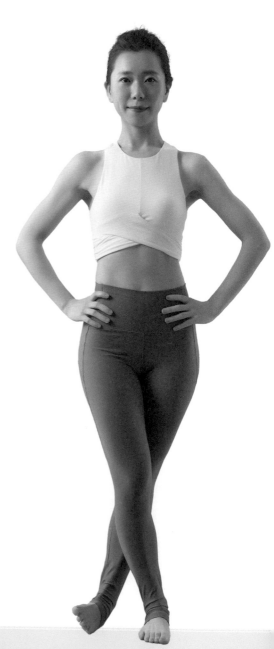

深前線

淺背線

淺前線

側 線

螺旋線

手臂線

功能線

2. 前腳膝蓋可保持適當的彎曲度，
   以穩定支撐身體；後腳以腳掌
   外側著地，將腳底翻向外側，
   並略微將重心下壓至足踝外側，
   使足踝及小腿外側產生些微的
   伸張感。

   TIPS 如腳掌外側壓地刺激感過大，
   可墊毛巾或其他軟墊，以增加
   舒適度。

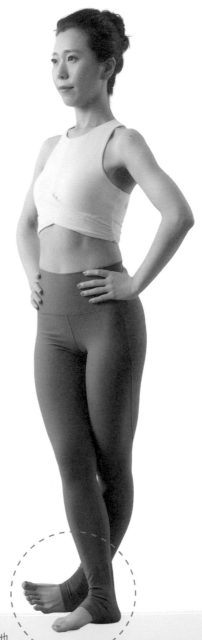

115

後腳掌外側著地

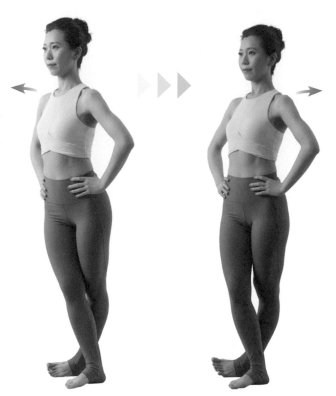

3. 保持輕柔、順暢的
   呼吸，維持穩定的
   下壓及支撐力量，
   再讓身體緩慢地前
   後來回移動。

4. 仔細感知及探索動作時的身心反應，如皮膚和肌筋膜的伸張與活動
   感、身體感覺的變化、內在感受和情緒的狀態及變化等，並依據身
   心感受即時調整力道及動作範圍。

5. 可練習約 30 秒至 2 分鐘，結束後自由地活動及舒展身體，再換腳練
   習。

重點提醒

1. 動作時以略有皮膚或肌筋膜的輕柔伸張感即可，若肌筋膜的彈性及滑動
   性良好，你並不會出現痠或緊的感覺，請勿僅以是否有痠、緊等感覺來
   作為動作範圍的判斷依據。

2. 若於過程中出現身體或心理較強烈的壓力反應，請隨時調整身體姿勢、
   動作範圍、力道，並確認呼吸是否保持輕柔、順暢。如調整後情況仍未
   改善，請暫停練習並讓自己稍做休息。

大腿與骨盆外側伸展

效用 延伸側線大腿及骨盆外側區段，釋放過度緊縮的肌筋膜張力，並促進其滑動性。

相關組織 闊筋膜張肌、髂脛束、臀大肌等。

步驟

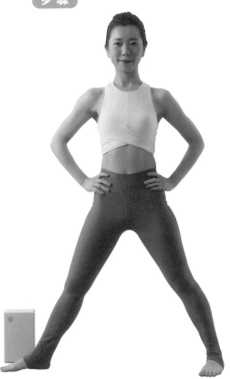
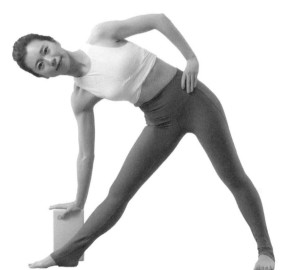

深前線

淺背線

淺前線

側線

螺旋線

手臂線

功能線

1. 雙腳打開、伸直站立於地面，將前腳尖朝向前方，後腳尖朝向外側，身體面對側面。

2. 將骨盆及上半身向前腳方向側傾，並將臀部推往反方向，使大腿及骨盆外側產生些微的伸張感。下方手可扶於前腳或瑜伽磚上，上方手可放置於骨盆處。

117

3. 保持輕柔、順暢的呼吸，並維持穩定的姿勢和力量，再讓骨盆緩慢地左右來回移動。

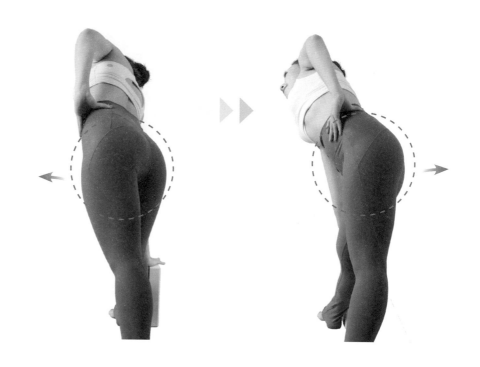

4. 仔細感知及探索動作時的身心反應，如皮膚和肌筋膜的伸張與活動感、身體感覺的變化、內在感受和情緒的狀態及變化等，並依據身心感受即時調整力道及動作範圍。
5. 可練習約 30 秒至 2 分鐘，結束後可自由地活動及舒展身體，再換邊練習。

變化動作

此動作亦可將下方手扶
在牆面或椅背上，以增
加平衡及穩定度。

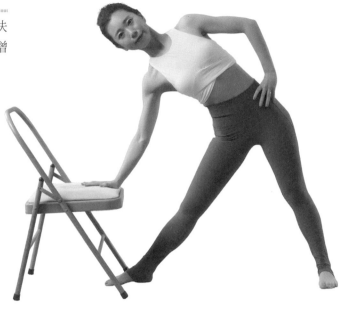

深前線

淺背線

淺前線

側 線

螺旋線

手臂線

功能線

 重點提醒

1. 動作時以略有皮膚或肌筋膜的輕柔伸張感即可，若肌筋膜的彈性及滑動
   性良好，你並不會出現痠或緊的感覺，請勿僅以是否有痠、緊等感覺來
   作為動作範圍的判斷依據。
2. 若於過程中出現身體或心理較強烈的壓力反應，請隨時調整身體姿勢、
   動作範圍、力道，並確認呼吸是否保持輕柔、順暢。如調整後情況仍未
   改善，請暫停練習並讓自己稍做休息。

腰腹與肋骨外側伸展

效用 延伸側線腰腹及肋骨外側區段，釋放過度緊縮的肌筋膜張力，並促進其滑動性。

相關組織 腹外斜肌、內肋間肌、外肋間肌等。

步驟

1. 盤坐或跪坐於地面上，將脊椎適度向上延伸，雙手可放置於身體兩側。

   TIPS 如不適宜坐於地面上者，亦可坐於椅子上進行。

2. 將一手向上延伸，並將腰、胸椎均衡地側彎向對側，使腰腹及肋骨外側產生些微的伸張感；另一手可扶在地面上，協助身體支撐。

3. 保持輕柔、順暢的呼吸，並維持穩定的姿勢和力量，再讓腰腹部及胸口緩慢地上下來回轉動。

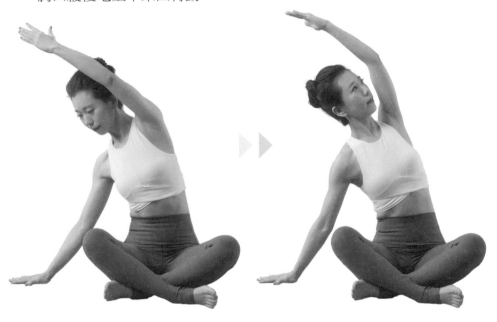

深前線

淺背線

淺前線

側線

螺旋線

手臂線

功能線

4. 仔細感知及探索動作時的身心反應，如皮膚和肌筋膜的伸張與活動感、身體感覺的變化、內在感受和情緒的狀態及變化等，並依據身心感受即時調整力道及動作範圍。

5. 可練習約 30 秒至 2 分鐘，結束後可自由地活動及舒展身體，再換邊練習。

重點提醒

1. 動作時以略有皮膚或肌筋膜的輕柔伸張感即可，若肌筋膜的彈性及滑動性良好，你並不會出現痠或緊的感覺，請勿僅以是否有痠、緊等感覺來作為動作範圍的判斷依據。

2. 若於過程中出現身體或心理較強烈的壓力反應，請隨時調整身體姿勢、動作範圍、力道，並確認呼吸是否保持輕柔、順暢。如調整後情況仍未改善，請暫停練習並讓自己稍做休息。

頸部外側伸展

效用 延伸側線頸部外側區段,釋放過度緊縮的肌筋膜張力,並促進其滑動性。

相關組織 胸鎖乳突肌、頭夾肌等。

步驟

1. 此動作同 p.99「淺前線」的頸部伸展練習。可採任何自在的坐姿,將脊椎、頸部和頭部延伸向上,並將其接近於中立位置。

   TIPS 此動作亦可採站姿或坐在椅子上練習。

2. 將頸部及頭部側傾於一側,使頸部產生些微的伸張感。

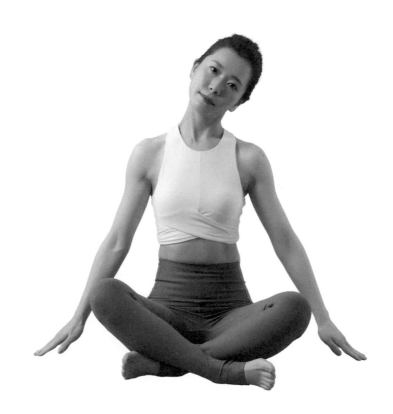

3. 保持輕柔、順暢的呼吸，並維持穩定的姿勢和力量，再讓頭部緩慢地左右來回轉動。

   TIPS 頸部為富含感覺受器及較為敏感的部位，請以輕柔的力道進行練習。

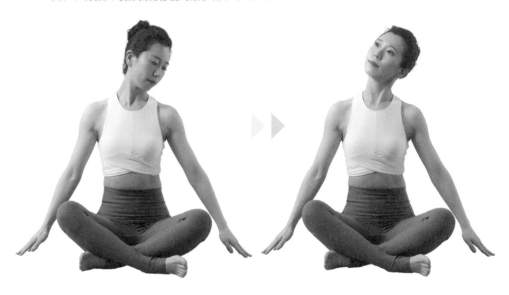

深前線

淺背線

淺前線

側線

螺旋線

手臂線

功能線

6. 仔細感知及探索動作時的身心反應，如皮膚和肌筋膜的伸張與活動感、身體感覺的變化、內在感受和情緒的狀態及變化等，並依據身心感受即時調整力道及動作範圍。

7. 可練習約 30 秒至 2 分鐘，結束後自由地活動及舒展身體，再換邊練習。

重點提醒

1. 動作時以略有皮膚或肌筋膜的輕柔伸張感即可，若肌筋膜的彈性及滑動性良好，你並不會出現痠或緊的感覺，請勿僅以是否有痠、緊等感覺來作為動作範圍的判斷依據。

2. 若於過程中出現身體或心理較強烈的壓力反應，請隨時調整身體姿勢、動作範圍、力道，並確認呼吸是否保持輕柔、順暢。如調整後情況仍未改善，請暫停練習並讓自己稍做休息。

5

側線伸展整合

效 用 延伸側線所有區段，整合側線肌筋膜張力，促進其伸張之協調性。

相關組織 側線筋膜及肌群。

步 驟

1. 站立於地面上，將一腳交叉於另一腳後方，雙手可自然擺放或扶在骨盆處。

   TIPS 此動作亦可將一手扶在牆面或椅背上進行，以協助平衡。

2. 前腳膝蓋可保持適當的彎曲度，以穩定支撐身體；後腳以腳掌外側著地，將腳底翻向外側，並略微將重心下壓至足踝外側。

   TIPS 如腳掌外側壓地刺激感過大，可墊毛巾或其他軟墊，以增加舒適度。

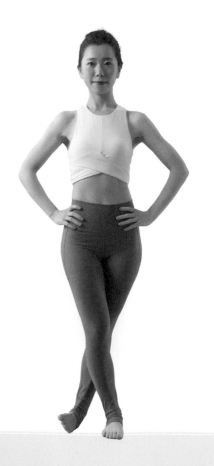

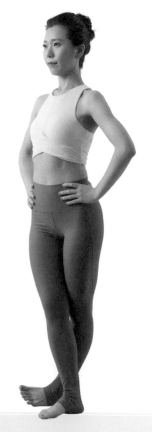

3. 將骨盆推往後腳擺放之相
   對方向，並將該側的手臂
   向上延伸，並將腰、胸、
   頸椎側彎往對側，使整個
   側線產生些微的伸張感。
4. 保持輕柔、順暢的呼吸，
   仔細控制每個部位的延伸
   力道及角度，讓整個側線
   均衡且柔和地伸張。
5. 仔細感知及探索動作時的
   身心反應，如皮膚和肌筋
   膜的伸張與活動感、身體
   感覺的變化、內在感受和
   情緒的狀態及變化等，並
   依據身心感受即時調整力
   道及動作範圍。

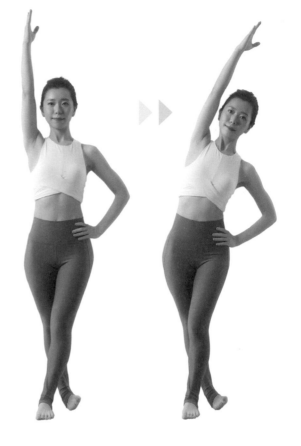

6. 可練習約 30 秒至 2 分鐘，結束後可自由地活動及舒展身體。

深前線

淺背線

淺前線

側線

螺旋線

手臂線

功能線

重點提醒

1. 此動作建議於各區段的「伸展」練習後，再進行「伸展整合」練習，以
   達較佳效益。
2. 動作時以略有皮膚或肌筋膜的輕柔伸張感即可，若肌筋膜的彈性及滑動
   性良好，你並不會出現痠或緊的感覺，請勿僅以是否有痠、緊等感覺來
   作為動作範圍的判斷依據。
3. 若於過程中出現身體或心理較強烈的壓力反應，請隨時調整身體姿勢、
   動作範圍、力道，並確認呼吸是否保持輕柔、順暢。如調整後情況仍未
   改善，請暫停練習並讓自己稍做休息。

足踝與小腿外側收縮

效 用 收縮及活化側線足踝與小腿外側區段,提升該區段肌筋膜的剛性與彈性。

相關組織 腓骨長肌、腓骨短肌等。

步 驟

1. 雙腳伸直站立於地面,雙手可自然擺放或扶在骨盆處。

   Tips 此動作亦可將雙手扶在牆面或椅背上進行,以協助平衡。

2. 將雙腳重心略微移向腳尖內側及大腳趾處,並將腳跟抬離地面,使足踝與小腿前側產生收縮的力量。

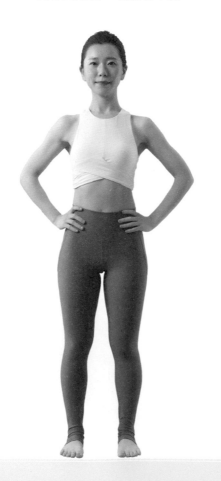

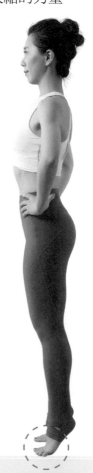

重心在大腳趾處

3. 保持輕柔、順暢的呼吸，仔細控制動作和力量，讓足踝與小腿前側能穩定保持收縮。

4. 仔細感知及探索動作時的身心反應，如肌筋膜的收縮與活動感、身體感覺的變化、內在感受和情緒的狀態及變化等，並依據身心感受即時調整力道及動作範圍。

5. 可停留至略有費力、緊縮或疲勞感之時間，並依自身狀況重複 3 ~ 5 回，結束後可自由地活動及舒展身體。

重點提醒

1. 此動作亦可採動態的方式進行，重複將腳跟抬起及放下，操作至略有費力、緊縮或疲勞感之次數。
2. 如於足底筋膜炎或其他足踝與小腿損傷之急性期，不建議練習此動作。
3. 若於過程中出現身體或心理較強烈的壓力反應，請隨時調整身體姿勢、動作範圍、力道，並確認呼吸是否保持輕柔、順暢。如調整後情況仍未改善，請暫停練習並讓自己稍做休息。

深前線

淺背線

淺前線

側線

螺旋線

手臂線

功能線

7

大腿與骨盆外側收縮

效用 收縮及活化側線大腿與骨盆外側區段，提升該區段肌筋膜的剛性與彈性。

相關組織 闊筋膜張肌、髂脛束、臀大肌等。

步驟

1. 側躺於地面上，先將雙腳膝蓋彎曲，向前擺放於地面上，以提高身體穩定度。下方手可延伸擺放於地面上，並將頭部放鬆擺放於手臂上；上方手可扶於胸前地面，或擺放於上方腳外側。

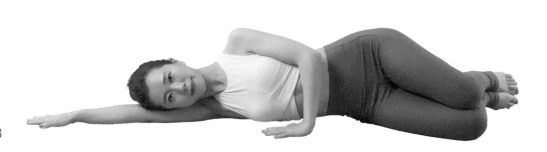

2. 身體面向側面，並將脊椎延伸接近中立位置（減少非必要的上下或左右偏移）。將上方腳延伸，微勾腳尖，保持腳尖朝前，並將整條腿向上抬起，使大腿及骨盆外側產生收縮感。

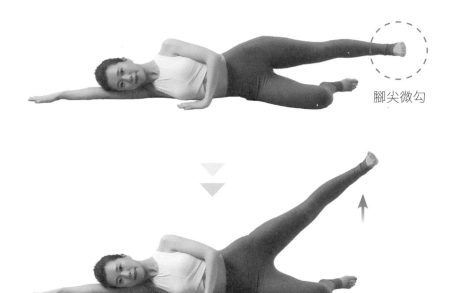

腳尖微勾

深前線

淺背線

淺前線

側線

螺旋線

手臂線

功能線

3. 保持輕柔、順暢的呼吸，仔細控制動作和力量，讓大腿及骨盆外側能穩定保持收縮。

4. 仔細感知及探索動作時的身心反應，如肌筋膜的收縮與活動感、身體感覺的變化、內在感受和情緒的狀態及變化等，並依據身心感受即時調整力道及動作範圍。

5. 可停留至略有費力、緊縮或疲勞感之時間，並依自身狀況重複 3 ～ 5 回，結束後可自由地活動及舒展身體，再換邊練習。

重點提醒

1. 此動作亦可採動態的方式進行，重複將腿部抬起及放下，操作至略有費力、緊縮或疲勞感之次數。

2. 若於過程中出現身體或心理較強烈的壓力反應，請隨時調整身體姿勢、動作範圍、力道，並確認呼吸是否保持輕柔、順暢。如調整後情況仍未改善，請暫停練習並讓自己稍做休息。

129

8

腰腹、肋骨與頸部外側收縮

效用 收縮及活化側線腰腹、肋骨及頸部外側區段,提升該區段肌筋膜的剛性與彈性。

相關組織 腹外斜肌、內肋間肌、外肋間肌、胸鎖乳突肌、頭夾肌等。

步驟

1. 側躺於地面上,先將雙腳膝蓋彎曲,向前擺放於地面上,以提高身體穩定度。下方手可延伸擺放於地面上,並將頭部放鬆擺放於手臂上;上方手可扶於胸前地面,或擺放於上方腳外側。

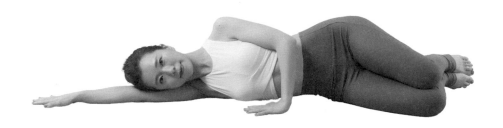

2. 用雙手略微協助支撐,收縮腰腹、肋骨及頸部外側肌群,將上半身及頭部側抬向上,使腰腹、肋骨及頸部外側產生收縮感。

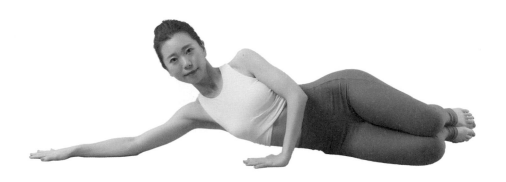

3. 保持輕柔、順暢的呼吸，仔細控制動作和力量，維持脊椎均衡的側屈弧度，讓腰腹、肋骨及頸部外側能穩定保持收縮。

4. 仔細感知及探索動作時的身心反應，如肌筋膜的收縮與活動感、身體感覺的變化、內在感受和情緒的狀態及變化等，並依據身心感受即時調整力道及動作範圍。

5. 可停留至略有費力、緊縮或疲勞感之時間，並依自身狀況重複 3 ～ 5 回，結束後可自由地活動及舒展身體，再換邊練習。

重點提醒

1. 此動作亦可採動態的方式進行，重複將上半身抬起及放下，操作至略有費力、緊縮或疲勞感之次數。

2. 若於過程中出現身體或心理較強烈的壓力反應，請隨時調整身體姿勢、動作範圍、力道，並確認呼吸是否保持輕柔、順暢。如調整後情況仍未改善，請暫停練習並讓自己稍做休息。

9

側線收縮整合

效用 收縮側線所有區段，整合側線肌筋膜張力，促進其共同收縮之協調性。

相關組織 側線筋膜及肌群。

步驟

1. 側躺於地面上，先將雙腳膝蓋彎曲，向前擺放於地面上，以提高身體穩定度。下方手可延伸擺放於地面上，並將頭部放鬆擺放於手臂上；上方手可扶於胸前地面，或擺放於上方腳外側。

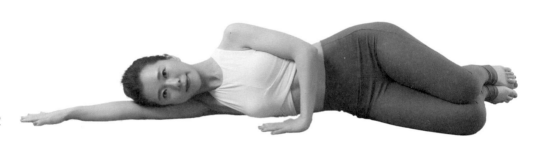

2. 身體面向側面，並將脊椎延伸接近中立位置。將上方腳延伸，腳背下壓（蹠屈），並將整條腿及上半身側向抬起，使整個側線產生收縮感。

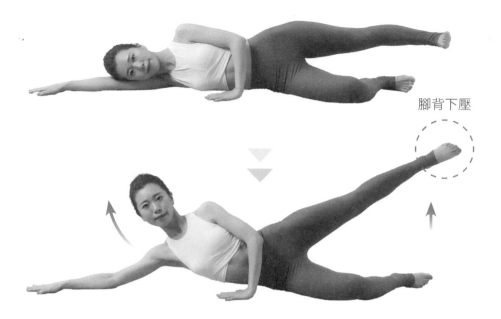

腳背下壓

深前線

淺背線

淺前線

側線

螺旋線

手臂線

功能線

3. 保持輕柔、順暢的呼吸，仔細控制動作和力量，維持脊椎均衡的側屈弧度，讓側線能保持穩定、均衡地收縮。

4. 仔細感知及探索動作時的身心反應，如肌筋膜的收縮與活動感、身體感覺的變化、內在感受和情緒的狀態及變化等，並依據身心感受即時調整力道及動作範圍。

6. 可停留至略有費力、緊縮或疲勞感之時間，並依自身狀況重複 3 ～ 5 回，結束後可自由地活動及舒展身體，再換邊練習。

重點提醒

1. 此動作建議於各區段的「收縮」練習後，再進行「收縮整合」練習，以達較佳效益。

2. 若於過程中出現身體或心理較強烈的壓力反應，請隨時調整身體姿勢、動作範圍、力道，並確認呼吸是否保持輕柔、順暢。如調整後情況仍未改善，請暫停練習並讓自己稍做休息。

133

由於**側線**與**淺前線**及**淺背線**具相互協調之關係，如有充足的練習時間，可考慮先進行淺前線及淺背線的調整，再加入側線的練習，可創造更高的練習效果。

但如果每次可運用的時間較少，單獨練習側線或其他肌筋膜線也能獲得一定的效益。同樣地，建議在練習前可先觀察自己的側線呈現狀態，再分別選擇適宜的動作練習。過於縮短的部位可多著重在伸展動作練習；過於拉長的部位可多著重在收縮動作練習，以平衡整體的張力。

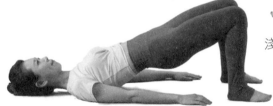

淺前線練習（參考 p.91 ～ p.111）

淺背線練習（參考 p.68 ～ p.88）

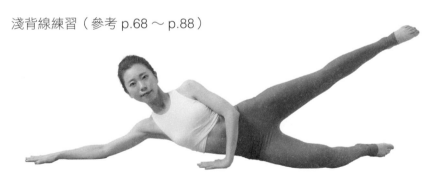

側線練習（參考 p.114 ～ p.133）

▲時間充足時，可先進行淺前線、淺背線的調整，再加入側線的練習，可創造更高的練習效果。

螺旋線

　　肌筋膜螺旋線的分布部位相當廣泛，包含身體的前後及兩側，也連結了足底與頭部，因此它與淺背線、淺前線、側線、手臂線（後面會介紹）都有關連，它的涵蓋範圍包括：

足底、小腿、大腿後側與外側、腹部、肋骨外側、肩胛骨內側、背部，以及頸部後側等部位。

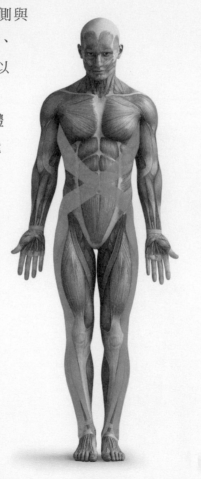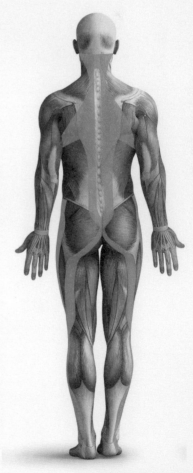

　　螺旋線主要與身體的扭轉功能有關，也能協助平衡人體所有面向的動作，如果它的張力失衡，可能會使人出現胸廓及頭頸部旋轉的現象，也可能會導致肩部位置異常、骨盆傾斜及膝蓋方向偏移等問題，可說是影響人體姿勢與動作相當大的一條筋膜線。

足踝與小腿前側伸展

效用 延伸螺旋線足踝與小腿前側區段，釋放過度緊縮的肌筋膜張力，並促進其滑動性。

相關組織 脛前肌等。

步驟

1. 動作同 p.91「淺前線」的足踝與小腿前側伸展。站立於地面上，保持膝蓋及上半身放鬆，雙手可自然擺放或扶在骨盆處。

   TIPS 此動作亦可將雙手扶在牆面或椅背上進行，以協助平衡。

2. 將一腳向後一小步，腳背前端輕壓於地面上，使腳背及腳踝前側產生些微的伸張感。

   Tips 如腳背壓地刺激感過大，可墊毛巾或其他軟墊，以增加舒適度。

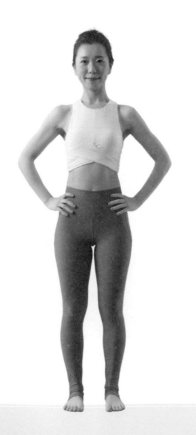

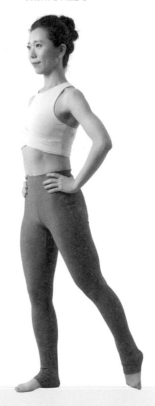

3. 保持輕柔、順暢的呼吸，並維持穩定的下壓力量，再讓腳踝緩慢地左右來回移動。

4. 仔細感知及探索動作時的身心反應，如皮膚和肌筋膜的伸張與活動感、身體感覺的變化、內在感受和情緒的狀態及變化等，並依據身心感受即時調整力道及動作範圍。

5. 可練習約 30 秒至 2 分鐘，結束後自由地活動及舒展身體，再換腳練習。

重點提醒

1. 動作時以略有皮膚或肌筋膜的輕柔伸張感即可，若肌筋膜的彈性及滑動性良好，你並不會出現痠或緊的感覺，請勿僅以是否有痠、緊等感覺來作為動作範圍的判斷依據。

2. 若於過程中出現身體或心理較強烈的壓力反應，請隨時調整身體姿勢、動作範圍、力道，並確認呼吸是否保持輕柔、順暢。如調整後情況仍未改善，請暫停練習並讓自己稍做休息。

深前線

淺背線

淺前線

側線

螺旋線

手臂線

功能線

2 足踝與小腿外側伸展

效用 延伸螺旋線足踝與小腿外側區段，釋放過度緊縮的肌筋膜張力，並促進其滑動性。

相關組織 腓骨長肌等。

步驟 參照 p.114「側線」的足踝與小腿外側伸展。

大腿與骨盆後側伸展

效用 延伸螺旋線大腿與骨盆後側區段，釋放過度緊縮的肌筋膜張力，並促進其滑動性。

相關組織 股二頭肌、薦粗隆韌帶等。

步驟 可參照照 p.73「淺背線」的大腿及骨盆後側伸展。

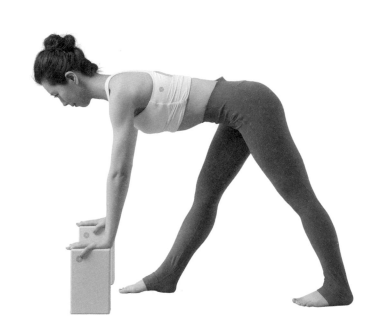

4 大腿與骨盆外側伸展

效用 延伸螺旋線大腿與骨盆外側區段，釋放過度緊縮的肌筋膜張力，並促進其滑動性。

相關組織 闊筋膜張肌、髂脛束等。

步驟 可參照 p.117「側線」的大腿及骨盆外側伸展。

5 背部伸展

效用 伸螺旋線背部區段，釋放過度緊縮的肌筋膜張力，並促進其滑動性。

相關組織 豎脊肌、腰薦筋膜等。

步驟 可參照 p.76「淺背線」的背部與頸部後側伸展。

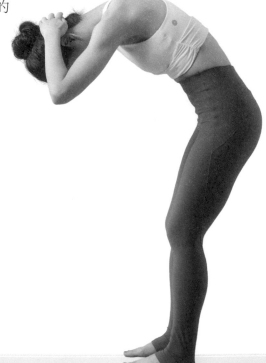

深前線

淺背線

淺前線

側線

螺旋線

手臂線

功能線

6

腹部伸展

效用 延伸螺旋線腹部區段，釋放過度緊縮的肌筋膜張力，並促進其滑動性。

相關組織 腹外斜肌、腹內斜肌、腹肌腱膜等。

步驟

1. 雙腳高跪於地面，脊椎適度向上延伸，雙手可自然垂放於身體兩側。

   TIPS 如膝蓋跪地感到不適，可墊毛巾或其他軟墊，以增加舒適度。

2. 將胸口上抬延伸腹部，並扭轉身體向一側，讓腹部產生些微的伸張感；同側手可支撐於後方的瑜伽磚上，另一手可向上延伸。

   TIPS 如手扶於瑜伽磚上感到過低或不適，亦可將手扶於腰部進行。

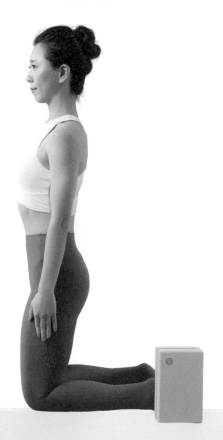

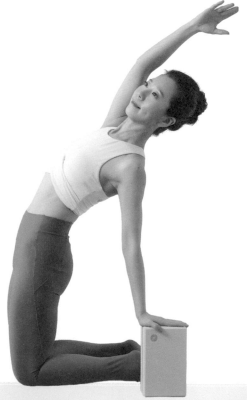

3. 保持輕柔、順暢的呼吸，並維持穩定的姿勢和力量，再讓胸廓緩慢地來回轉向側面及正面。

   TIPS 動作時留意頸部不過度用力及上抬，讓脊椎呈一均勻弧線即可。

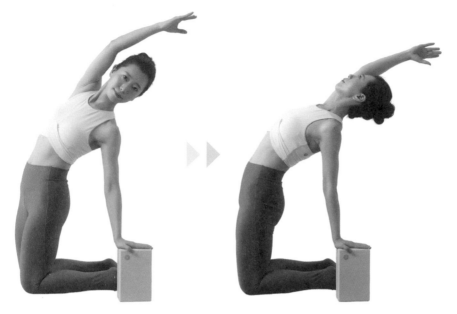

深前線

淺背線

淺前線

側線

螺旋線

手臂線

功能線

4. 仔細感知及探索動作時的身心反應，如皮膚和肌筋膜的伸張與活動感、身體感覺的變化、內在感受和情緒的狀態及變化等，並依據身心感受即時調整力道及動作範圍。

5. 可練習約 30 秒至 2 分鐘，結束後可自由地活動及舒展身體，再換邊練習。

重點提醒

1. 動作時以略有皮膚或肌筋膜的輕柔伸張感即可，若肌筋膜的彈性及滑動性良好，你並不會出現痠或緊的感覺，請勿僅以是否有痠、緊等感覺來作為動作範圍的判斷依據。

2. 若於過程中出現身體或心理較強烈的壓力反應，請隨時調整身體姿勢、動作範圍、力道，並確認呼吸是否保持輕柔、順暢。如調整後情況仍未改善，請暫停練習並讓自己稍做休息。

141

7

肋骨外側伸展

效用 延伸螺旋線肋骨外側區段,釋放過度緊縮的肌筋膜張力,並促進其滑動性。

相關組織 前鋸肌等。

步驟

1. 將雙腳略微分開穩定站立,膝蓋可伸直但保持隨時可自然活動之彈性,雙手自然垂放,並將脊椎向上延伸。

   TIPS 此動作亦可坐在椅子或地面上進行。

2. 將雙手向後十指互扣,略微上抬雙手,再將肩膀向後,收縮肩胛骨內側肌群,讓肋骨外側產生些微的伸張感。

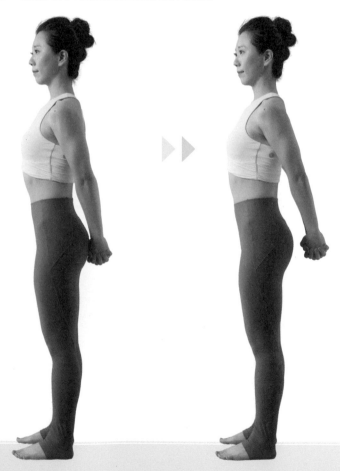

3. 保持輕柔、順暢的
   呼吸，並維持穩定
   的姿勢和力量，再
   讓胸廓緩慢地左右
   來回轉動。

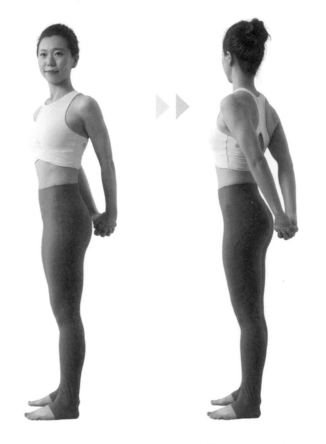

深前線

淺背線

淺前線

側線

螺旋線

手臂線

功能線

4. 仔細感知及探索動作時的身心反應，如皮膚和肌筋膜的伸張與活動
   感、身體感覺的變化、內在感受和情緒的狀態及變化等，並依據身
   心感受即時調整力道及動作範圍。
5. 可練習約 30 秒至 2 分鐘，結束後可自由地活動及舒展身體。

重點提醒

1. 動作時以略有皮膚或肌筋膜的輕柔伸張感即可，若肌筋膜的彈性及滑動
   性良好，你並不會出現痠或緊的感覺，請勿僅以是否有痠、緊等感覺來
   作為動作範圍的判斷依據。

2. 若於過程中出現身體或心理較強烈的壓力反應，請隨時調整身體姿勢、
   動作範圍、力道，並確認呼吸是否保持輕柔、順暢。如調整後情況仍未
   改善，請暫停練習並讓自己稍做休息。

8

肩胛骨內側伸展

效用 延伸螺旋線肩胛骨內側區段，釋放過度緊縮的肌筋膜張力，並促進其滑動性。

相關組織 大菱形肌、小菱形肌等。

步驟

1. 雙膝跪地，雙手支撐於肩膀下方，並讓脊椎延伸接近中立位置。

   TIPS 如膝蓋跪地感到不適，可墊毛巾或其他軟墊，以增加舒適度。

   TIPS 如手掌撐地感到不適，可改以握拳方式進行。

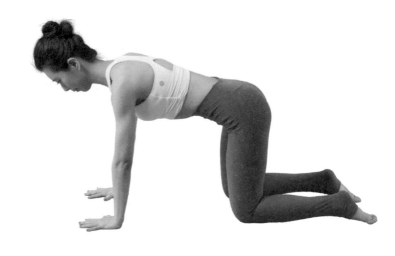

2. 將雙手平均推向地面，並拱起上背部，讓肩胛骨內側產生些微的伸張感。

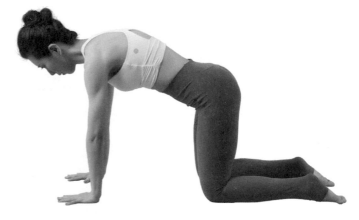

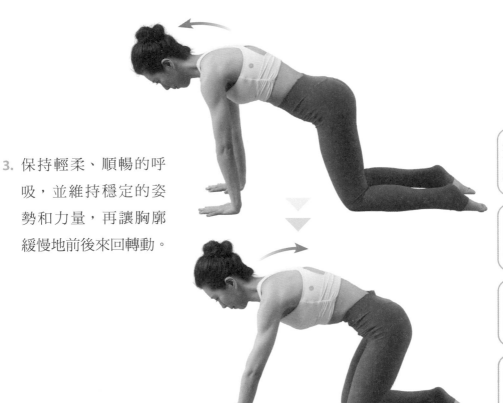

3. 保持輕柔、順暢的呼吸，並維持穩定的姿勢和力量，再讓胸廓緩慢地前後來回轉動。

深前線

淺背線

淺前線

側　線

螺旋線

手臂線

功能線

4. 仔細感知及探索動作時的身心反應，如皮膚和肌筋膜的伸張與活動感、身體感覺的變化、內在感受和情緒的狀態及變化等，並依據身心感受即時調整力道及動作範圍。

5. 可練習約 30 秒至 2 分鐘，結束後可自由地活動及舒展身體。

重點提醒

1. 動作時以略有皮膚或肌筋膜的輕柔伸張感即可，若肌筋膜的彈性及滑動性良好，你並不會出現痠或緊的感覺，請勿僅以是否有痠、緊等感覺來作為動作範圍的判斷依據。

2. 若於過程中出現身體或心理較強烈的壓力反應，請隨時調整身體姿勢、動作範圍、力道，並確認呼吸是否保持輕柔、順暢。如調整後情況仍未改善，請暫停練習並讓自己稍做休息。

9 頸部後側伸展

效用 延伸螺旋線頸部後側區段，釋放過度緊縮的肌筋膜張力，並促進其滑動性。

相關組織 頭夾肌、頸夾肌等。

步驟

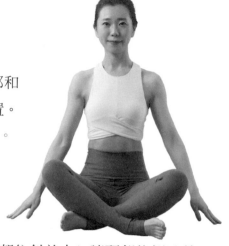

1. 可採任何自在的坐姿，將脊椎、頸部和頭部延伸向上，並將其接近於中立位置。

   Tips 此動作亦可坐在椅子上或採站姿進行。

2. 將一手扶在對側頭部後方，再輕推頭部往斜前方，讓頸部後側及外側產生些微的伸張感。

   Tips 頸部為富含感覺受器及較為敏感的部位，請以輕柔的力道進行練習。

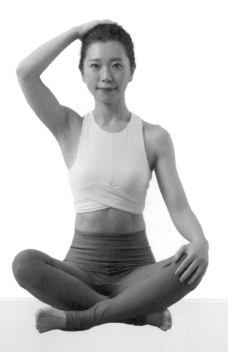
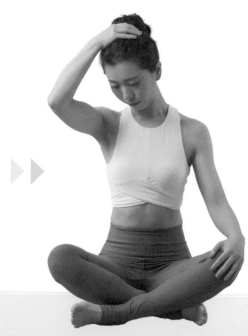

3. 保持輕柔、順暢的呼吸,並維持穩定的姿勢和力量,再讓頭部緩慢地
　 左右來回轉動。

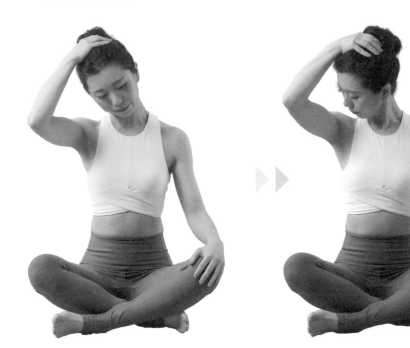

4. 仔細感知及探索動作時的身心反應,如皮膚和肌筋膜的伸張與活動
　 感、身體感覺的變化、內在感受和情緒的狀態及變化等,並依據身
　 心感受即時調整力道及動作範圍。

深前線
淺背線
淺前線
側線
螺旋線
手臂線
功能線

5. 可練習約 30 秒至
2 分鐘，結束後
可自由地活動及
舒展身體，再換
邊練習。

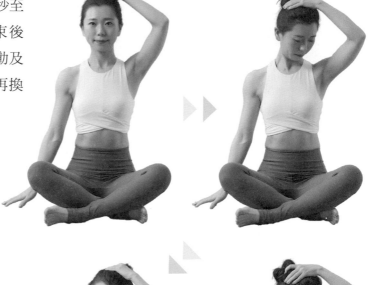

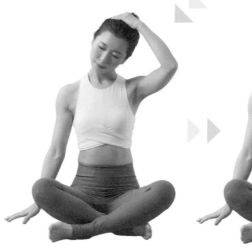

重點提醒

1. 動作時以略有皮膚或肌筋膜的輕柔伸張感即可，若肌筋膜的彈性及滑動性良好，你並不會出現痠或緊的感覺，請勿僅以是否有痠、緊等感覺來作為動作範圍的判斷依據。

2. 若於過程中出現身體或心理較強烈的壓力反應，請隨時調整身體姿勢、動作範圍、力道，並確認呼吸是否保持輕柔、順暢。如調整後情況仍未改善，請暫停練習並讓自己稍做休息。

螺旋線伸展整合

效用 延伸螺旋線所有區段，整合螺旋線肌筋膜張力，促進其伸張之協調性。

相關組織 螺旋線筋膜及肌群。

步驟

1. 將雙腳前後分開站立，後腳跟可略微向內轉，讓腳跟可穩定踩至地面。

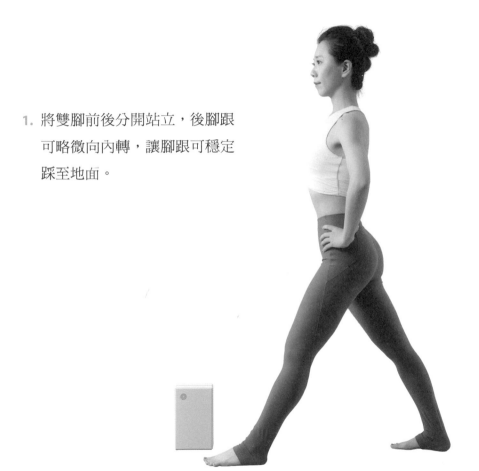

深前線

淺背線

淺前線

側線

螺旋線

手臂線

功能線

2. 將雙膝伸直，脊椎保持延伸，從骨盆處往前靠近前大腿，將前腳之對側手扶於瑜伽磚上，再將骨盆轉向前大腿內側，同時將身體往側面扭轉，頭部往上轉動，另一手肩膀略為後縮並向上延伸，使整個螺旋線產生些微的伸張感。

TIPS 動作時請保持背部適度收縮以延伸脊椎，減少脊椎彎曲的現象產生。

TIPS 如下方手扶在瑜伽磚上感到過低，或難以保持脊椎延伸，可將手扶於椅子上進行。

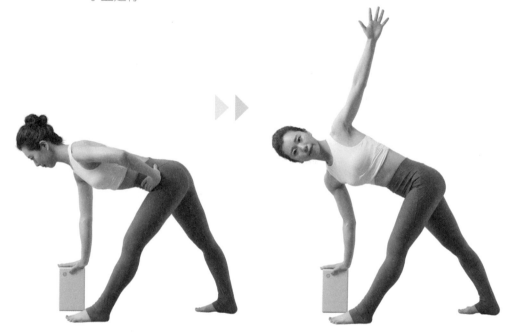

3. 保持輕柔、順暢的呼吸，仔細控制每個部位的延伸力道及角度，讓整個螺旋線均衡且柔和地伸張。

4. 仔細感知及探索動作時的身心反應，如皮膚和肌筋膜的伸張與活動感、身體感覺的變化、內在感受和情緒的狀態及變化等，並依據身心感受即時調整力道及動作範圍。

5. 可練習約 30 秒至 2 分鐘，結束後可自由地活動及舒展身體，再換邊練習。

1. 此動作建議於各區段的「伸展」練習後，再進行「伸展整合」練習，以達較佳效益。
2. 動作時以略有皮膚或肌筋膜的輕柔伸張感即可，若肌筋膜的彈性及滑動性良好，你並不會出現痠或緊的感覺，請勿僅以是否有痠、緊等感覺來作為動作範圍的判斷依據。
3. 若於過程中出現身體或心理較強烈的壓力反應，請隨時調整身體姿勢、動作範圍、力道，並確認呼吸是否保持輕柔、順暢。如調整後情況仍未改善，請暫停練習並讓自己稍做休息。

深前線

淺背線

淺前線

側線

螺旋線

手臂線

功能線

11 | 足踝與小腿前側收縮

效用 收縮及活化螺旋線足踝與小腿前側區段，提升該區段肌筋膜的剛性與彈性。

相關組織 脛前肌等。

步驟 可參照 p.103「淺前線」的足踝與小腿前側收縮練習。

151

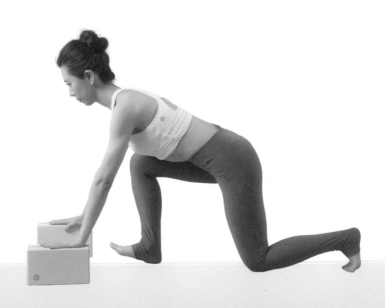

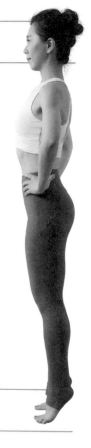

12 　足踝與小腿外側收縮

效用　收縮及活化螺旋線足踝與小腿外側區段，提升該區段肌筋膜的剛性與彈性。

相關組織　腓骨長肌等。

步驟　可參照 p.126「側線」的足踝與小腿外側收縮練習。

13 　大腿與骨盆後側收縮

效用　收縮及活化螺旋線大腿與骨盆後側區段，提升該區段肌筋膜的剛性與彈性。

相關組織　股二頭肌、薦粗隆韌帶等。

步驟　可參照 p.83「淺背線」的大腿與骨盆後側收縮練習。

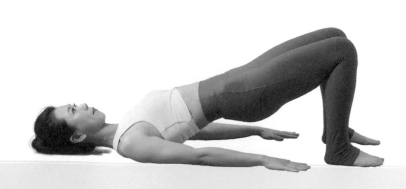

深前線

淺背線

淺前線

側　線

螺旋線

手臂線

功能線

14 大腿與骨盆外側收縮

效用 收縮及活化螺旋線大腿與骨盆外側區段，提升該區段肌筋膜的剛性與彈性。

相關組織 闊筋膜張肌、髂脛束等。

步驟 可參照 p.128「側線」的大腿與骨盆外側收縮練習。

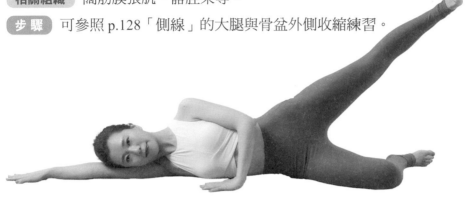

15 背部與頸部後側收縮

效用 收縮及活化螺旋線背部與頸部後側區段，提升該區段肌筋膜的剛性與彈性。

相關組織 豎脊肌、腰薦筋膜等。

步驟 可參照 p.85「淺背線」的背部與頸部後側收縮練習。

153

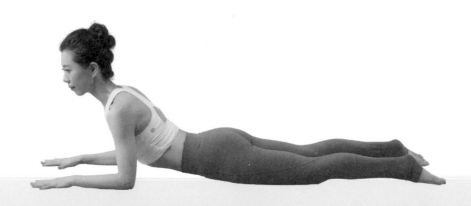

16

腹部收縮

效用 收縮及活化螺旋線腹部區段，提升該區段肌筋膜的剛性與彈性。

相關組織 腹外斜肌、腹內斜肌、腹肌腱膜等。

步驟

1. 平躺於地面上，將雙腳膝蓋彎曲踩地，雙手可向外延伸，平放於身體兩側，並讓脊椎延伸接近中立位置。

2. 保持骨盆與脊椎的穩定，先抬起一腳後，再將另一腳也抬起，可將大腿抬至約垂直地面，小腿約水平地面的位置，並略微下壓腳背。

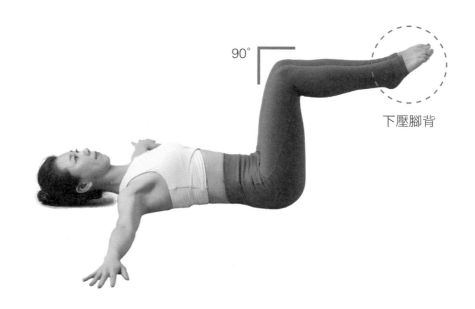

90°

下壓腳背

3. 雙腿略微內夾，將雙腳及骨盆向側邊傾倒，再透過腹部肌群收縮，將雙腳及骨盆帶回起始位置，並換邊來回重複進行。

   TIPS 此動作將雙腿及骨盆略微往側面傾倒即可，不需刻意加大動作角度，以保持上背、肩膀及脊椎的穩定。

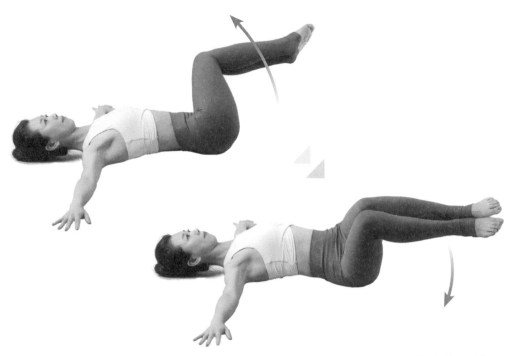

深前線

淺背線

淺前線

側線

螺旋線

手臂線

功能線

4. 保持輕柔、順暢的呼吸，仔細控制動作和力量，讓全身能均衡、協調地運作。

5. 仔細感知及探索動作時的身心反應，如肌筋膜的收縮與活動感、身體感覺的變化、內在感受和情緒的狀態及變化等，並依據身心感受即時調整力道及動作範圍。

6. 可練習至略有費力、緊縮或疲勞感之次數，結束後可自由地活動及舒展身體。

重點提醒

1. 動作時請保持肩膀與頭部輕柔推向地面，以保持身體穩定，不過度緊縮肩、頸周遭肌群。

2. 若於過程中出現身體或心理較強烈的壓力反應，請隨時調整身體姿勢、動作範圍、力道，並確認呼吸是否保持輕柔、順暢。如調整後情況仍未改善，請暫停練習並讓自己稍做休息。

17

肋骨外側收縮

效用 收縮及活化螺旋線肋骨外側區段，提升該區段肌筋膜的剛性與彈性。

相關組織 前鋸肌等。

步驟

1. 雙膝跪地，雙手支撐於肩膀下方，並讓脊椎延伸接近中立位置。

   Tips 如膝蓋跪地感到不適，可墊毛巾或其他軟墊，以增加舒適度。

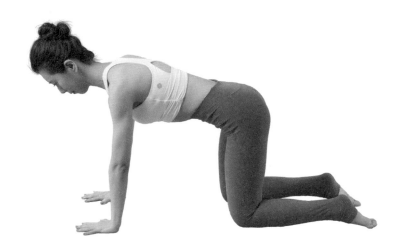

2. 雙手平均且持續推向地面，保持脊椎中立不拱背，使肋骨外側產生收縮感，再利用雙手推向斜前下方的力量，讓身體略微向後移動。

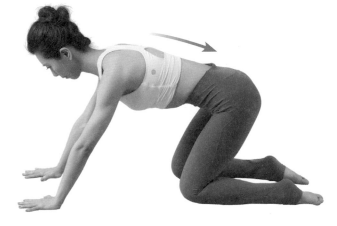

3. 保持輕柔、順暢的呼吸，仔細控制動作和力量，重複讓身體前後來回移動，並讓肋骨外側能穩定保持收縮。

4. 仔細感知及探索動作時的身心反應，如肌筋膜的收縮與活動感、身體感覺的變化、內在感受和情緒的狀態及變化等，並依據身心感受即時調整力道及動作範圍。

5. 可練習至略有費力、緊縮或疲勞感之次數，結束後可自由地活動及舒展身體。

變化動作

此動作亦可採膝蓋
離地方式進行，以
增加訓練強度。

深前線

淺背線

淺前線

側線

螺旋線

深前線

功能線

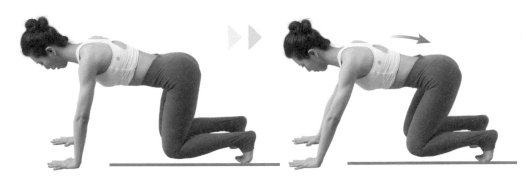

重點提醒

1. 此動作亦可採靜態的方式進行，持續將雙手推向斜前下方地面，並讓身體維持在後方，可停留至略有費力、緊縮或疲勞感之時間，並依自身狀況重複 3～5 回。

2. 若於過程中出現身體或心理較強烈的壓力反應，請隨時調整身體姿勢、動作範圍、力道，並確認呼吸是否保持輕柔、順暢。如調整後情況仍未改善，請暫停練習並讓自己稍做休息。

18

肩胛骨內側收縮

效用 收縮及活化螺旋線肩胛骨內側區段，提升該區段肌筋膜的剛性與彈性。

相關組織 大菱形肌、小菱形肌等。

步驟

1. 將頭部及上背部躺於瑜伽磚或枕頭上，雙腳膝蓋彎曲，腳掌踩於地面，雙手內收靠近身體兩側，手肘彎曲支撐於地面上。

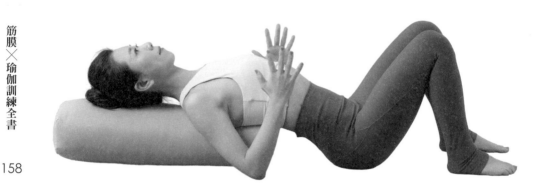

2. 利用雙手手肘下推的力量，並配合些微上背部肌群的收縮，將胸口向上推離瑜伽枕，使肩胛骨內側產生收縮感。

   Tips 動作時請保持頸部與頭部輕鬆擺放瑜伽磚或枕頭上，不過度緊縮頭、頸部周遭的肌群。

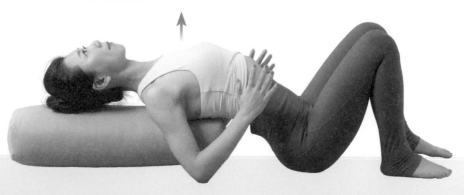

3. 保持輕柔、順暢的呼吸，仔細控制動作和力量，讓肩胛骨內側能穩定保持收縮。

4. 可停留至略有費力、緊縮或疲勞感之時間，並依自身狀況重複 3 ～ 5 回，結束後可自由地活動及舒展身體。

重點提醒

1. 此動作亦可採動態的方式進行，重複將胸口推起及放下，操作至略有費力、緊縮或疲勞感之次數。
2. 若於過程中出現身體或心理較強烈的壓力反應，請隨時調整身體姿勢、動作範圍、力道，並確認呼吸是否保持輕柔、順暢。如調整後情況仍未改善，請暫停練習並讓自己稍做休息。

深前線

淺背線

淺前線

側線

螺旋線

深前線

功能線

19

螺旋線收縮整合

效用 收縮螺旋線所有區段,整合側線肌筋膜張力,促進其共同收縮之協調性。

相關組織 螺旋線筋膜及肌群。

步驟

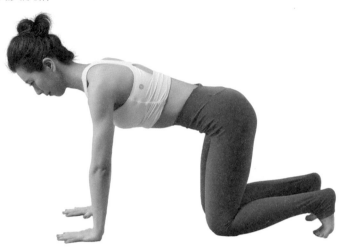

1. 雙膝跪地,雙手支撐於肩膀下方,並讓脊椎延伸接近中立位置。

2. 將一腳踩向斜前方地面,用適當的力量伸直膝蓋並勾起腳尖,同側手向後擺放至背部,延伸胸肩前側及收縮背部肌群,另一手推下地面,使肩膀周遭肌群穩定收縮。

   TIPS 如膝蓋跪地感到不適,可墊毛巾或其他軟墊,以增加舒適度。

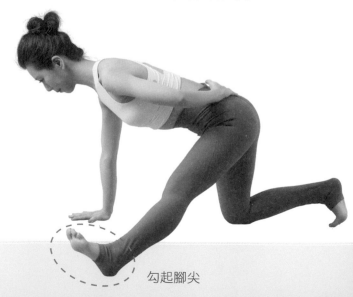

勾起腳尖

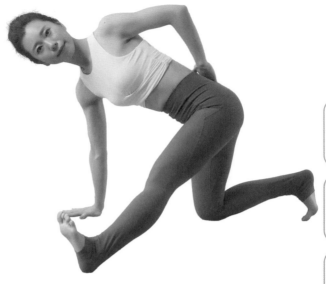

3. 再將身體均衡地扭轉向外側腳方向，使整條螺旋線產生收縮感。保持輕柔、順暢的呼吸，仔細控制動作和力量，讓螺旋線能保持穩定、均衡地收縮。

4. 仔細感知及探索動作時的身心反應，如肌筋膜的收縮與活動感、身體感覺的變化、內在感受和情緒的狀態及變化等，並依據身心感受即時調整力道及動作範圍。

5. 可停留至略有費力、緊縮或疲勞感之時間，並依自身狀況重複 3 ～ 5 回，結束後可自由地活動及舒展身體，再換邊練習。

重點提醒

1. 此動作建議於各區段的「收縮」練習後，再進行「收縮整合」練習，以達較佳效益。

2. 若於過程中出現身體或心理較強烈的壓力反應，請隨時調整身體姿勢、動作範圍、力道，並確認呼吸是否保持輕柔、順暢。如調整後情況仍未改善，請暫停練習並讓自己稍做休息。

深前線

淺背線

淺前線

側線

螺旋線

深前線

功能線

練習小教室

　　由於螺旋線與其他肌筋膜線互相交織，如有充足的練習時間，可考慮先進行**淺前線**、**淺背線**及**側線**的練習，再加入**螺旋線**的部分，但如果可運用的時間較少，亦可單獨針對螺旋線進行練習。

　　建議練習前先觀察自身螺旋線的呈現狀態，再分別選擇適宜的動作練習，過於縮短的部位可多著重在伸張動作練習；過於拉長的

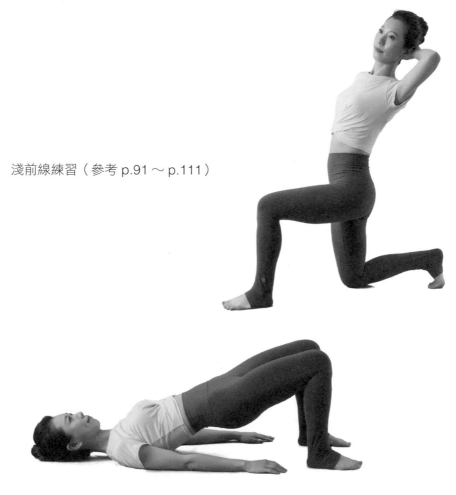

淺前線練習（參考 p.91 ～ p.111）

淺背線練習（參考 p.68 ～ p.88）

部位可多著重在收縮動作練習，以平衡整體的張力。若你時常運用
同一側的身體扭轉動作，如從事高爾夫球、棒球運動者，可多進行
平衡兩側的練習，以減少慣性動作可能帶來的不適感及問題。

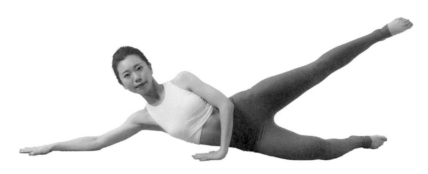

側線練習（參考 p.114～p.133）

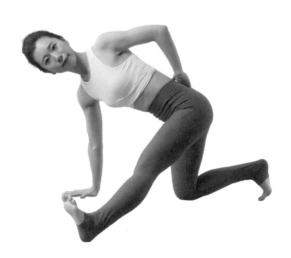

螺旋線練習（參考 p.136～p.161）

▲螺旋線與其他肌筋膜線互相交織，建議先進行淺前線、淺背線及
側線的練習，再加入螺旋線的練習。

手臂線

　　手臂線顧名思義就是分布在手臂的肌筋膜線。手臂線包含：淺前手臂線、深前手臂線、淺背手臂線及深背手臂線，分別從胸前及上背部連接至手掌與手指處，並與螺旋線及功能線相互連結。

　　手臂線與我們日常生活息息相關，舉凡刷牙、洗臉、打電腦、伸手拿東西等，各式各樣的手部動作，都必須有手臂線的參與。如果它的張力失衡，可能會導致肩膀、手肘或手腕的不適，影響我們的生活機能與品質，像是肩關節夾擠、網球肘、腕隧道症候群都是常見的手臂線問題。因此，手臂線也是我們需要好好照料和訓練的重要肌筋膜線。

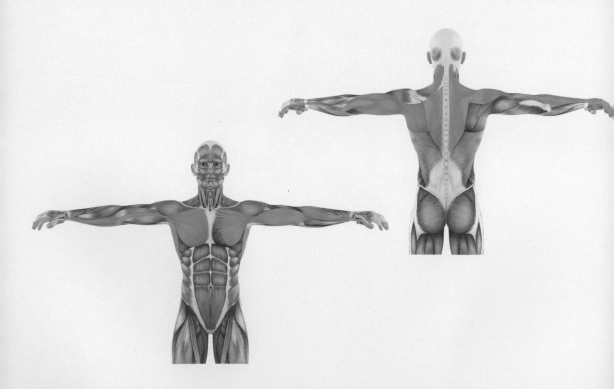

1　淺前手臂線胸肩伸展

效用　延伸淺前手臂線胸肩前側區段，釋放過度緊縮的肌筋膜張力，並促進其滑動性。

相關組織　胸大肌等。

步驟

1. 雙膝跪地，雙手往左右兩側打開支撐於地面上，並讓脊椎延伸接近中立位置。

　　Tips　如膝蓋跪地刺激感過大，可墊毛巾或其他軟墊，以增加舒適度。

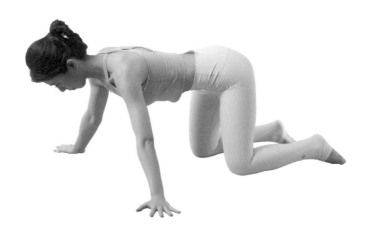

2. 將一側的胸口下壓並推向對側，使胸肩前側產生些微的伸張感。

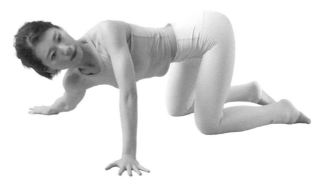

深前線

淺背線

淺前線

側線

螺旋線

手臂線

功能線

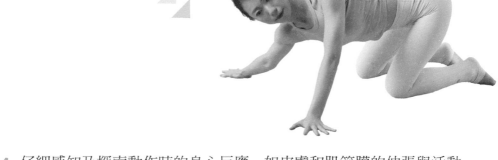

3. 保持輕柔、順暢的呼吸，並維持穩定的下壓力量，再讓身體緩慢地前後來回移動。

4. 仔細感知及探索動作時的身心反應，如皮膚和肌筋膜的伸張與活動感、身體感覺的變化、內在感受和情緒的狀態及變化等，並依據身心感受即時調整力道及動作範圍。

5. 可練習約 30 秒至 2 分鐘，結束後自由地活動及舒展身體，再換邊練習。

 重點提醒

1. 動作時以略有皮膚或肌筋膜的輕柔伸張感即可，若肌筋膜的彈性及滑動性良好，你並不會出現痠或緊的感覺，請勿僅以是否有痠、緊等感覺來作為動作範圍的判斷依據。

2. 若於過程中出現身體或心理較強烈的壓力反應，請隨時調整身體姿勢、動作範圍、力道，並確認呼吸是否保持輕柔、順暢。如調整後情況仍未改善，請暫停練習並讓自己稍做休息。

淺前手臂線手部伸展

效用 延伸淺前手臂線手臂、手腕及手掌區段,釋放過度緊縮的肌筋膜張力,並促進其滑動性。

相關組織 屈腕肌群、腕隧道、屈指肌群等。

步驟

1. 盤坐或跪坐於地面上,並讓脊椎適度向上延伸,肩膀放鬆下沈。

2. 將一手伸直向前抬起,掌心向上,手指張開;另一手握住抬起手之手掌及手指處,將手掌往下拉,使手臂及手腕處產生些微的伸張感。

   TIPS 此動作亦可坐在椅子或站立進行。

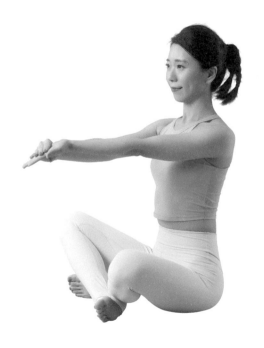 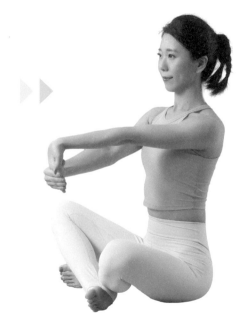

深前線

淺背線

淺前線

側線

螺旋線

手臂線

功能線

3. 保持輕柔、順暢的呼吸，並維持穩定的下拉力量，再讓手掌緩慢地左右來回移動。

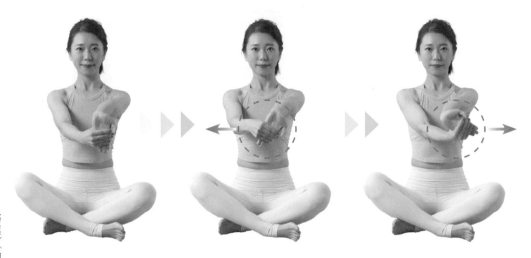

4. 仔細感知及探索動作時的身心反應，如皮膚和肌筋膜的伸張與活動感、身體感覺的變化、內在感受和情緒的狀態及變化等，並依據身心感受即時調整力道及動作範圍。

5. 可練習約 30 秒至 2 分鐘，結束後自由地活動及舒展身體，再換手練習。

重點提醒

1. 如於手腕損傷急性期，不建議練習此動作。
2. 動作時以略有皮膚或肌筋膜的輕柔伸張感即可，若肌筋膜的彈性及滑動性良好，你並不會出現痠或緊的感覺，請勿僅以是否有痠、緊等感覺來作為動作範圍的判斷依據。
3. 若於過程中出現身體或心理較強烈的壓力反應，請隨時調整身體姿勢、動作範圍、力道，並確認呼吸是否保持輕柔、順暢。如調整後情況仍未改善，請暫停練習並讓自己稍做休息。

淺前手臂線伸展整合

效用 延伸淺前手臂線所有區段，整合淺前手臂線肌筋膜張力，促進
其伸張之協調性。

相關組織 淺前手臂線筋膜及肌群。

步驟

1. 雙手支撐於地面上，一腳跪地，另一腳向外伸直踩地，並讓脊椎延
   伸接近中立位置。將跪地腳之同側手的手掌張開，手指轉向外側，
   支撐於地面上，另一手扶於骨盆處。

   Tips 如膝蓋跪地刺激感過大，可墊毛巾或其他軟墊，以增加舒適度。

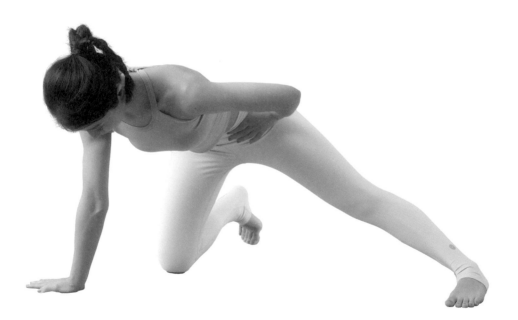

深前線

淺背線

淺前線

側線

螺旋線

手臂線

功能線

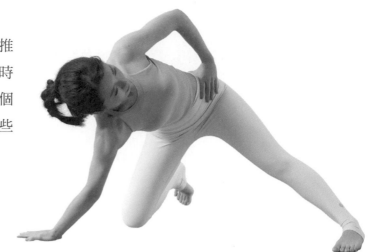

2. 將支撐手之胸肩推向對側，身體同時轉向側面，使整個淺前手臂線產生些微的伸張感。

3. 保持輕柔、順暢的呼吸，仔細控制每個部位的延伸力道及角度，讓整個淺前手臂線均衡且柔和地伸張。

4. 仔細感知及探索動作時的身心反應，如皮膚和肌筋膜的伸張與活動感、身體感覺的變化、內在感受和情緒的狀態及變化等，並依據身心感受即時調整力道及動作範圍。

5. 可練習約 30 秒至 2 分鐘，結束後可自由地活動及舒展身體，再換邊練習。

重點提醒

1. 此動作建議於各區段的「伸展」練習後，再進行「伸展整合」練習，以達較佳效益。

2. 動作時以略有皮膚或肌筋膜的輕柔伸張感即可，若肌筋膜的彈性及滑動性良好，你並不會出現痠或緊的感覺，請勿僅以是否有痠、緊等感覺來作為動作範圍的判斷依據。

3. 若於過程中出現身體或心理較強烈的壓力反應，請隨時調整身體姿勢、動作範圍、力道，並確認呼吸是否保持輕柔、順暢。如調整後情況仍未改善，請暫停練習並讓自己稍做休息。

4 淺前手臂線胸肩收縮

效用 收縮及活化淺前手臂線胸肩區段，提升該區段肌筋膜的剛性與彈性。

相關組織 胸大肌等。

步驟

1. 盤坐或跪坐於地面上，並讓脊椎適度向上延伸，肩膀放鬆下沈。將雙手向前伸直。

   TIPS 此動作亦可坐在椅子上或採站姿進行。

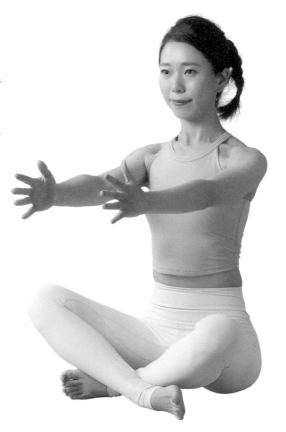

深前線

淺背線

淺前線

側線

螺旋線

手臂線

功能線

2. 手掌以適當的力量互推，使胸肩前側產生收縮的力量，並上下移動
手臂。

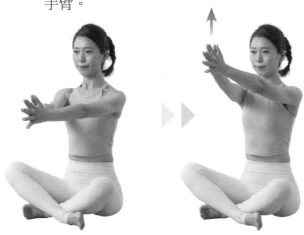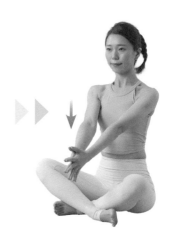

3. 保持輕柔、順暢的呼吸，仔細控制動作和力量，讓胸肩前側能穩定
保持收縮。

4. 仔細感知及探索動作時的身心反應，如肌筋膜的收縮與活動感、身
體感覺的變化、內在感受和情緒的狀態及變化等，並依據身心感受
即時調整力道及動作範圍。

5. 可練習至略有費力、緊縮或疲勞感之時間，並依自身狀況重複 3 ～ 5
回，結束後可自由地活動及舒展身體。

重點提醒

若於過程中出現身體或心理較強烈的壓力反應，請隨時調整身體姿勢、動
作範圍、力道，並確認呼吸是否保持輕柔、順暢。如調整後情況仍未改善，
請暫停練習並讓自己稍做休息。

淺前手臂線手部收縮

效用 收縮及活化淺前手臂線手臂、手腕及手掌區段,提升該區段肌筋膜的剛性與彈性。

相關組織 屈腕肌群、腕隧道、屈指肌群等。

步驟

1. 盤坐或跪坐於地面上,並讓脊椎適度向上延伸,肩膀放鬆下沈。將雙手向前伸直,手掌心朝上後握拳。

   TIPS 此動作亦可坐在椅子上或採站姿進行。

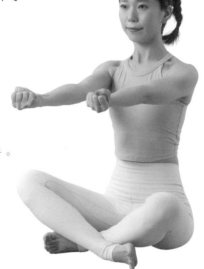

2. 並以適當的力量屈曲手腕和手肘,使手掌、手腕及手臂產生收縮的力量。

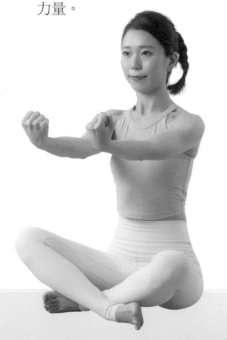

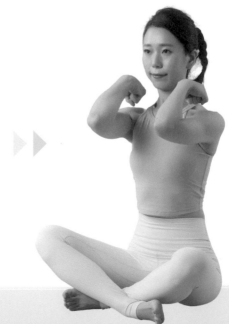

深前線

淺背線

淺前線

側線

螺旋線

手臂線

功能線

3. 保持輕柔、順暢的呼吸，仔細控制動作和力量，讓手掌、手腕及手臂能穩定保持收縮。

4. 仔細感知及探索動作時的身心反應，如肌筋膜的收縮與活動感、身體感覺的變化、內在感受和情緒的狀態及變化等，並依據身心感受即時調整力道及動作範圍。

5. 可停留至略有費力、緊縮或疲勞感之時間，並依自身狀況重複 3 ～ 5 回，結束後可自由地活動及舒展身體。

重點提醒

1. 此動作亦可採動態的方式進行，重複將雙手握拳，屈曲手腕和手肘，再回到起始位置，可操作至略有費力、緊縮或疲勞感之次數。

2. 若於過程中出現身體或心理較強烈的壓力反應，請隨時調整身體姿勢、動作範圍、力道，並確認呼吸是否保持輕柔、順暢。如調整後情況仍未改善，請暫停練習並讓自己稍做休息。

| 6 | # 淺前手臂線收縮整合 |

效用 收縮淺前手臂線所有區段，整合淺前手臂線肌筋膜張力，促進
其共同收縮之協調性。

相關組織 淺前手臂線筋膜及肌群。

步驟

1. 盤坐或跪坐於地面上，並讓脊椎適度向上延伸，肩膀放鬆下沈。將
雙手向前伸直，手掌心朝上後握拳。

   TIPS 此動作亦可坐在椅子上或採站姿進行。

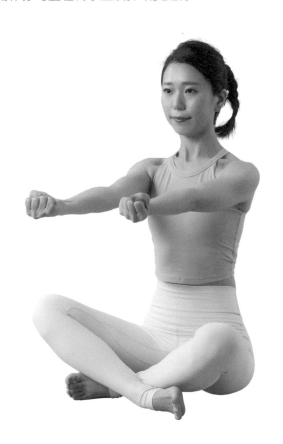

2. 以適當的力量屈曲手腕和手肘，使手掌、手腕及手臂產生收縮的力量；同時以適當的力量將雙手向內夾，使胸前產生收縮的力量。

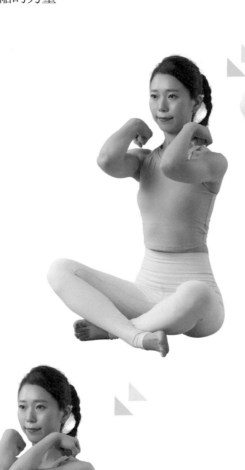

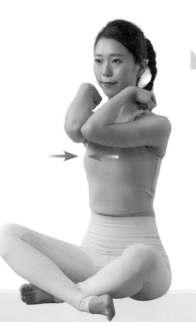

3. 保持輕柔、順暢的呼吸，仔細控制動作和力量，讓整個淺前手臂線能穩定保持收縮。

4. 仔細感知及探索動作時的身心反應，如肌筋膜的收縮與活動感、身體感覺的變化、內在感受和情緒的狀態及變化等，並依據身心感受即時調整力道及動作範圍。

5. 可停留至略有費力、緊縮或疲勞感之時間，並依自身狀況重複 3 ～ 5 回，結束後可自由地活動及舒展身體。

重點提醒

1. 此動作建議於各區段的「收縮」練習後，再進行「收縮整合」練習，以達較佳效益。

2. 若於過程中出現身體或心理較強烈的壓力反應，請隨時調整身體姿勢、動作範圍、力道，並確認呼吸是否保持輕柔、順暢。如調整後情況仍未改善，請暫停練習並讓自己稍做休息。

深前線

淺背線

淺前線

側線

螺旋線

手臂線

功能線

7

深前手臂線胸肩伸展

效用 延伸深前手臂線胸肩前側區段，釋放過度緊縮的肌筋膜張力，並促進其滑動性。

相關組織 胸小肌、鎖胸筋膜等。

步驟

1. 站立於地面上，讓脊椎適度向上延伸，肩膀放鬆下沈。

   Tips 此動作亦可坐在椅子上或採跪坐姿進行。

2. 將雙手向後十指互扣，並將雙手往地面下推，使胸肩前側產生些微的伸張感。

   Tips 雙手上下的移動以小範圍進行即可，以避免肩膀前引的動作產生。

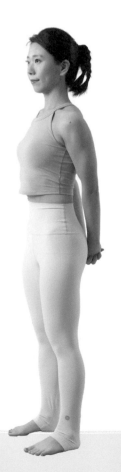

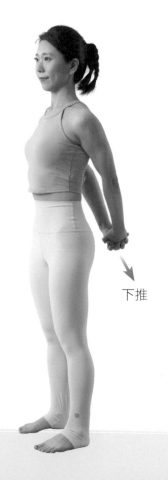

下推

3. 保持輕柔、順暢的呼吸，並維持穩定的下推力量，再讓雙手緩慢地上下來回移動。

4. 仔細感知及探索動作時的身心反應，如皮膚和肌筋膜的伸張與活動感、身體感覺的變化、內在感受和情緒的狀態及變化等，並依據身心感受即時調整力道及動作範圍。

5. 可練習約 30 秒至 2 分鐘，結束後自由地活動及舒展身體。

重點提醒

1. 動作時以略有皮膚或肌筋膜的輕柔伸張感即可，若肌筋膜的彈性及滑動性良好，你並不會出現痠或緊的感覺，請勿僅以是否有痠、緊等感覺來作為動作範圍的判斷依據。

2. 若於過程中出現身體或心理較強烈的壓力反應，請隨時調整身體姿勢、動作範圍、力道，並確認呼吸是否保持輕柔、順暢。如調整後情況仍未改善，請暫停練習並讓自己稍做休息。

深前線

淺背線

淺前線

側線

螺旋線

手臂線

功能線

179

8

深前手臂線手部伸展

效用 延伸深前手臂線手臂、手腕及拇指區段，釋放過度緊縮的肌筋膜張力，並促進其滑動性。

相關組織 肱二頭肌、喙肱肌、肱肌、旋前圓肌、旋後肌、大魚際肌群等。

步驟

1. 盤坐或跪坐於地面上，並讓脊椎適度向上延伸，肩膀放鬆下沈。
   TIPS 此動作亦可坐在椅子或站立進行。

2. 將一手伸直向前抬起，掌心朝內；另一手握住抬起手之拇指及手掌處，將手掌往下拉，使手臂及手腕上端產生些微的伸張感。

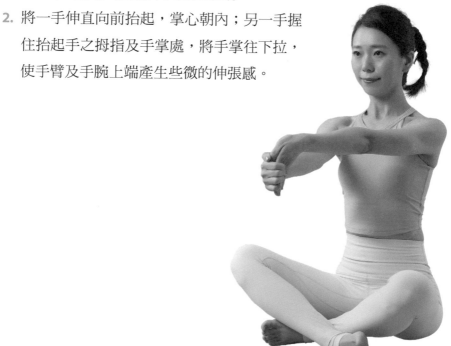

3. 保持輕柔、順暢的呼吸，並維持穩定的下拉力量，再讓手掌緩慢地左右來回轉動。

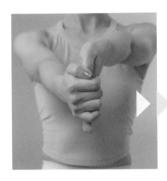 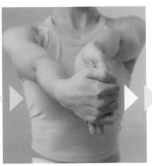 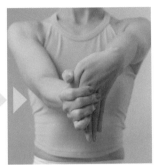

4. 仔細感知及探索動作時的身心反應，如皮膚和肌筋膜的伸張與活動感、身體感覺的變化、內在感受和情緒的狀態及變化等，並依據身心感受即時調整力道及動作範圍。
5. 可練習約 30 秒至 2 分鐘，結束後自由地活動及舒展身體，再換手練習。

重點提醒

1. 如於手腕損傷急性期，不建議練習此動作。
2. 動作時以略有皮膚或肌筋膜的輕柔伸張感即可，若肌筋膜的彈性及滑動性良好，你並不會出現痠或緊的感覺，請勿僅以是否有痠、緊等感覺來作為動作範圍的判斷依據。
3. 若於過程中出現身體或心理較強烈的壓力反應，請隨時調整身體姿勢、動作範圍、力道，並確認呼吸是否保持輕柔、順暢。如調整後情況仍未改善，請暫停練習並讓自己稍做休息。

深前線

淺背線

淺前線

側線

螺旋線

手臂線

功能線

9 深前手臂線伸展整合

效用 延伸深前手臂線所有區段，整合深前手臂線肌筋膜張力，促進其伸張之協調性。

相關組織 深前手臂線筋膜及肌群。

步驟

1. 雙手支撐於地面上，一腳跪地，另一腳向外伸直踩地，並讓脊椎延伸接近中立位置。

   TIPS 如膝蓋及伸直手拇指壓於地面刺激感過大，可墊毛巾或其他軟墊，以增加舒適度。

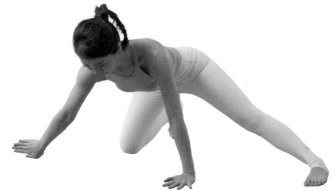

2. 將跪地腳之同側手伸直向外延伸，手掌心朝後，拇指處輕壓於地面上，另一手支撐於地面。接著將伸直手之胸肩下推往對側，身體略微轉向側面，使整個深前手臂線產生些微的伸張感。

   TIPS 動作時請保持脊椎延伸，減少脊椎彎曲的現象產生。

掌心朝後

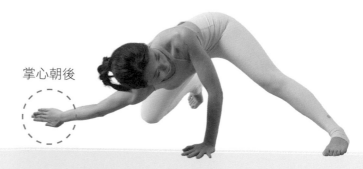

3. 保持輕柔、順暢的呼吸，仔細控制每個部位的延伸力道及角度，讓整個深前手臂線均衡且柔和地伸張。

4. 仔細感知及探索動作時的身心反應，如皮膚和肌筋膜的伸張與活動感、身體感覺的變化、內在感受和情緒的狀態及變化等，並依據身心感受即時調整力道及動作範圍。

5. 可練習約 30 秒至 2 分鐘，結束後可自由地活動及舒展身體，再換邊練習。

重點提醒

1. 此動作建議於各區段的「伸展」練習後，再進行「伸展整合」練習，以達較佳效益。

2. 動作時以略有皮膚或肌筋膜的輕柔伸張感即可，若肌筋膜的彈性及滑動性良好，你並不會出現痠或緊的感覺，請勿僅以是否有痠、緊等感覺來作為動作範圍的判斷依據。

3. 若於過程中出現身體或心理較強烈的壓力反應，請隨時調整身體姿勢、動作範圍、力道，並確認呼吸是否保持輕柔、順暢。如調整後情況仍未改善，請暫停練習並讓自己稍做休息。

深前線

淺背線

淺前線

側線

螺旋線

手臂線

功能線

10

深前手臂線胸肩收縮

效用 收縮及活化深前手臂線胸肩區段,提升該區段肌筋膜的剛性與彈性。

相關組織 胸小肌、鎖胸筋膜等。

步驟

1. 盤坐或跪坐於地面上,並讓脊椎適度向上延伸,肩膀放鬆下沈。

   TIPS 此動作亦可坐在椅子上或採站姿進行。

2. 將雙手手肘彎曲,手肘與手掌以適當的力量向內互推,再下推往地面方向,使胸肩前側產生收縮的力量。

   TIPS 手肘向內互推時,手肘不一定要互碰,保持適宜的內推力量即可。

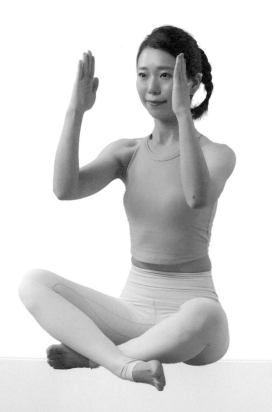
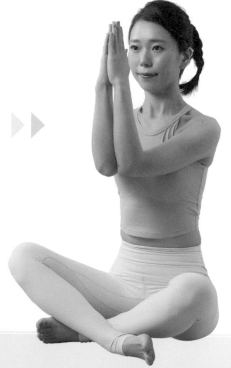

深前線

淺背線

淺前線

側線

螺旋線

手臂線

功能線

3. 保持輕柔、順暢的呼吸，仔細控制動作和力量，讓胸肩前側能穩定保持收縮。

4. 仔細感知及探索動作時的身心反應，如肌筋膜的收縮與活動感、身體感覺的變化、內在感受和情緒的狀態及變化等，並依據身心感受即時調整力道及動作範圍。

5. 可練習至略有費力、緊縮或疲勞感之時間，並依自身狀況重複 3 ～ 5 回，結束後可自由地活動及舒展身體。

重點提醒

1. 此動作亦可採動態的方式進行，重複將向內互推的雙手下推及回復，可操作至略有費力、緊縮或疲勞感之次數。

2. 若於過程中出現身體或心理較強烈的壓力反應，請隨時調整身體姿勢、動作範圍、力道，並確認呼吸是否保持輕柔、順暢。如調整後情況仍未改善，請暫停練習並讓自己稍做休息。

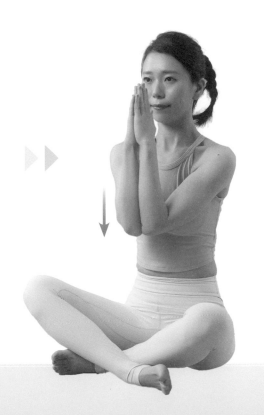

11

深前手臂線手部收縮

效用 收縮及活化深前手臂線手臂、手腕及拇指區段,提升該區段肌筋膜的剛性與彈性。

相關組織 肱二頭肌、喙肱肌、肱肌、旋前圓肌、旋後肌、大魚際肌群等。

步驟

1. 盤坐或跪坐於地面上,並讓脊椎適度向上延伸,肩膀放鬆下沈。

   Tips 此動作亦可坐在椅子上或採站姿進行。

2. 將雙手向前伸直,握拳豎起大拇指,並將手腕略微向上彎曲,接著以適當的力量屈曲手肘,拇指推向肩膀方向,使拇指、手腕及手臂產生收縮的力量。

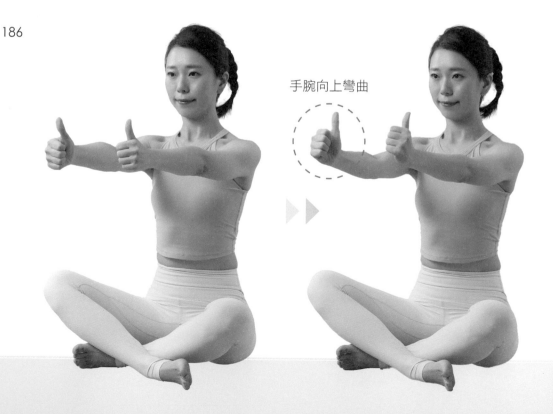

手腕向上彎曲

3. 保持輕柔、順暢的呼吸，仔細控制動作和力量，讓拇指、手腕及手臂能穩定保持收縮。

4. 仔細感知及探索動作時的身心反應，如肌筋膜的收縮與活動感、身體感覺的變化、內在感受和情緒的狀態及變化等，並依據身心感受即時調整力道及動作範圍。

5. 可停留至略有費力、緊縮或疲勞感之時間，並依自身狀況重複 3 ～ 5 回，結束後可自由地活動及舒展身體。

重點提醒

1. 此動作亦可採動態的方式進行，重複將手腕向上彎曲，並屈曲手肘，再回到起始位置，可操作至略有費力、緊縮或疲勞感之次數。

2. 若於過程中出現身體或心理較強烈的壓力反應，請隨時調整身體姿勢、動作範圍、力道，並確認呼吸是否保持輕柔、順暢。如調整後情況仍未改善，請暫停練習並讓自己稍做休息。

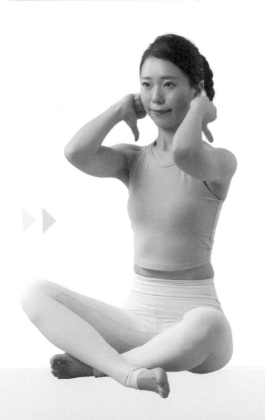

深前線

淺背線

淺前線

側線

螺旋線

手臂線

功能線

12

深前手臂線收縮整合

效用 收縮深前手臂線所有區段，整合深前手臂線肌筋膜張力，促進其共同收縮之協調性。

相關組織 深前手臂線筋膜及肌群。

步驟

1. 盤坐或跪坐於地面上，並讓脊椎適度向上延伸，肩膀放鬆下沈。
   TIPS 此動作亦可坐在椅子上或採站姿進行。

2. 將雙手向前伸直，握拳豎起大拇指，並將手腕略微向上彎曲，以適當的力量屈曲手肘，拇指推向肩膀方向，使拇指、手腕及手臂產生收縮的力量。

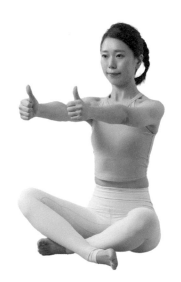
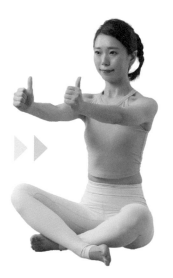
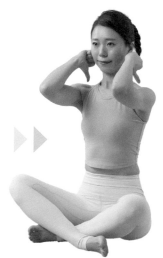

3. 接著將手肘往內互
   推，並往下推向地面
   方向，使胸肩前側也
   產生收縮的力量。

   TIPS 手肘向內互推時，
   手肘不一定要互
   碰，保持適宜的
   內推力量即可。

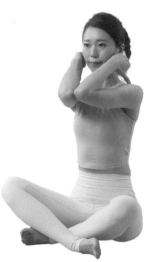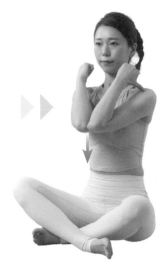

深前線

淺背線

淺前線

側線

螺旋線

手臂線

功能線

4. 保持輕柔、順暢的呼吸，仔細控制動作和力量，讓整個深前手臂線
   能穩定保持收縮。

5. 仔細感知及探索動作時的身心反應，如肌筋膜的收縮與活動感、身
   體感覺的變化、內在感受和情緒的狀態及變化等，並依據身心感受
   即時調整力道及動作範圍。

6. 可停留至略有費力、緊縮或疲勞感之時間，並依自身狀況重複 3 ～ 5
   回，結束後可自由地活動及舒展身體。

重點提醒

1. 此動作建議於各區段的「收縮」練習後，再進行「收縮整合」練習，以
   達較佳效益。

2. 若於過程中出現身體或心理較強烈的壓力反應，請隨時調整身體姿勢、
   動作範圍、力道，並確認呼吸是否保持輕柔、順暢。如調整後情況仍未
   改善，請暫停練習並讓自己稍做休息。

13

淺背手臂線肩背伸展

效用 延伸淺背手臂線背部及肩膀後側區段，釋放過度緊縮的肌筋膜張力，並促進其滑動性。

相關組織 斜方肌、三角肌等。

步驟

1. 盤坐或跪坐於地面上，並讓脊椎適度向上延伸，肩膀放鬆下沈。
   TIPS 此動作亦可坐在椅子上或採站姿進行。

2. 將一手搭在對側的肩膀上，另一手由下方扶於搭肩手的肩膀及手臂處，並將其輕推靠近胸口，使背部及肩膀後側產生些微的伸張感。

3. 保持輕柔、順暢的呼吸，維持穩定的手臂內推力量，並讓身體及頭部緩慢地轉向下方手肩膀方向後，再轉回正面，以此方式回來重複進行。

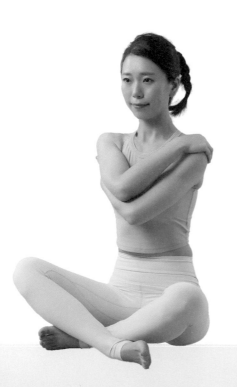
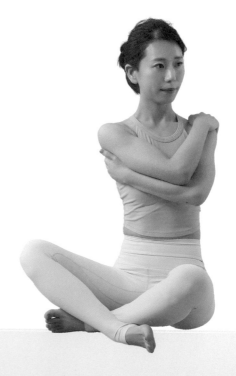

4. 仔細感知及探索動作時的身心反應，如皮膚和肌筋膜的伸張與活動感、身體感覺的變化、內在感受和情緒的狀態及變化等，並依據身心感受即時調整力道及動作範圍。

5. 可練習約 30 秒至 2 分鐘，結束後自由地活動及舒展身體，再換邊練習。

重點提醒

1. 動作時以略有皮膚或肌筋膜的輕柔伸張感即可，若肌筋膜的彈性及滑動性良好，你並不會出現痠或緊的感覺，請勿僅以是否有痠、緊等感覺來作為動作範圍的判斷依據。

2. 若於過程中出現身體或心理較強烈的壓力反應，請隨時調整身體姿勢、動作範圍、力道，並確認呼吸是否保持輕柔、順暢。如調整後情況仍未改善，請暫停練習並讓自己稍做休息。

深前線

淺背線

淺前線

側線

螺旋線

手臂線

功能線

| 14 | 淺背手臂線手部伸展 |

效用 延伸淺背手臂線手臂、手腕及手背區段，釋放過度緊縮的肌筋膜張力，並促進其滑動性。

相關組織 外側肌間隔膜、腕伸肌群等。

步驟

1. 盤坐或跪坐於地面上，並讓脊椎適度向上延伸，肩膀放鬆下沈。
   TIPS 此動作亦可坐在椅子上或採站姿進行。

2. 將一手抬至胸前並彎曲手肘，同時將手掌心朝向對側後握拳，再以另一手握住拳頭並將其下壓，使手臂及手腕處產生些微的伸張感。

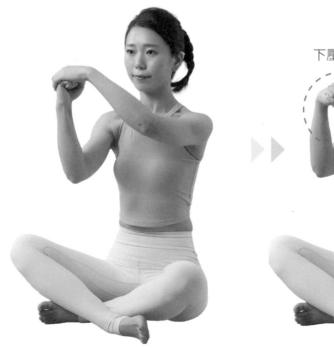
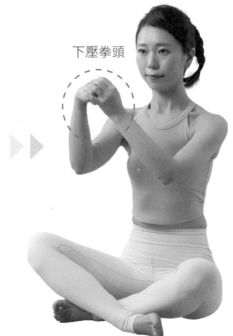

下壓拳頭

3. 保持輕柔、順暢的呼吸，並維持穩定的下壓力量，並讓拳頭緩慢地左右來回移動。

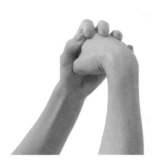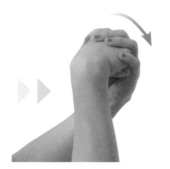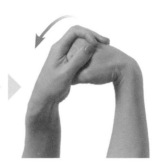

4. 仔細感知及探索動作時的身心反應，如皮膚和肌筋膜的伸張與活動感、身體感覺的變化、內在感受和情緒的狀態及變化等，並依據身心感受即時調整力道及動作範圍。

5. 可練習約 30 秒至 2 分鐘，結束後自由地活動及舒展身體，再換邊練習。

重點提醒

1. 如於手腕損傷急性期，不建議練習此動作。
2. 動作時以略有皮膚或肌筋膜的輕柔伸張感即可，若肌筋膜的彈性及滑動性良好，你並不會出現痠或緊的感覺，請勿僅以是否有痠、緊等感覺來作為動作範圍的判斷依據。
3. 若於過程中出現身體或心理較強烈的壓力反應，請隨時調整身體姿勢、動作範圍、力道，並確認呼吸是否保持輕柔、順暢。如調整後情況仍未改善，請暫停練習並讓自己稍做休息。

深前線
淺背線
淺前線
側線
螺旋線
手臂線
功能線

淺背手臂線伸展整合

效用 延伸淺背手臂線所有區段，整合淺背手臂線肌筋膜張力，促進其伸張之協調性。

相關組織 淺背手臂線筋膜及肌群。

步驟

1. 盤坐或跪坐於地面上，並讓脊椎適度向上延伸，肩膀放鬆下沈。
   TIPS 此動作亦可坐在椅子上或採站姿進行。

2. 將雙手向前抬起，掌心相對，握拳後屈曲手腕及手肘，將拳頭靠在胸肩前側，同將手肘向內推，上背後推拱起，並低頭內收下巴，使整個淺背手臂線產生些微的伸張感。

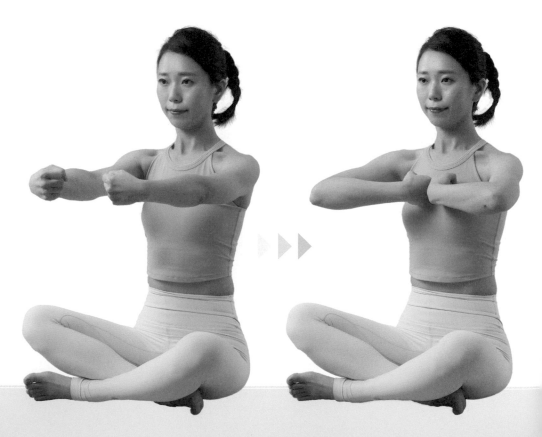

3. 保持輕柔、順暢的呼吸，仔細控制每個部位的延伸力道及角度，讓整個淺背手臂線均衡且柔和地伸張。

4. 仔細感知及探索動作時的身心反應，如皮膚和肌筋膜的伸張與活動感、身體感覺的變化、內在感受和情緒的狀態及變化等，並依據身心感受即時調整力道及動作範圍。

5. 可練習約 30 秒至 2 分鐘，結束後可自由地活動及舒展身體。

重點提醒

1. 此動作建議於各區段的「伸展」練習後，再進行「伸展整合」練習，以達較佳效益。

2. 動作時以略有皮膚或肌筋膜的輕柔伸張感即可，若肌筋膜的彈性及滑動性良好，你並不會出現痠或緊的感覺，請勿僅以是否有痠、緊等感覺來作為動作範圍的判斷依據。

3. 若於過程中出現身體或心理較強烈的壓力反應，請隨時調整身體姿勢、動作範圍、力道，並確認呼吸是否保持輕柔、順暢。如調整後情況仍未改善，請暫停練習並讓自己稍做休息。

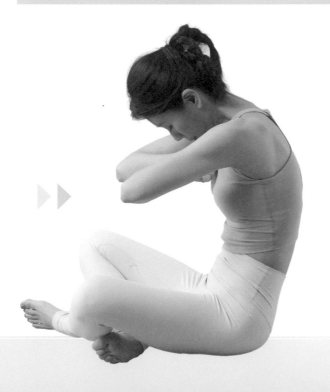

深前線

淺背線

淺前線

側線

螺旋線

手臂線

功能線

195

16 淺背手臂線肩背收縮

效用 收縮及活化淺背手臂線肩背區段，提升該區段肌筋膜的剛性與彈性。

相關組織 斜方肌、三角肌等。

步驟

1. 盤坐或跪坐於地面上，並讓脊椎適度向上延伸，肩膀放鬆下沈。
   TIPS 此動作亦可坐在椅子上或採站姿進行。

2. 將雙手手肘彎曲，往側面平舉至略低於肩膀處，再將雙手以適當的力量後推，挺起胸口，微抬下巴，使上背及肩膀後側產生收縮的力量。

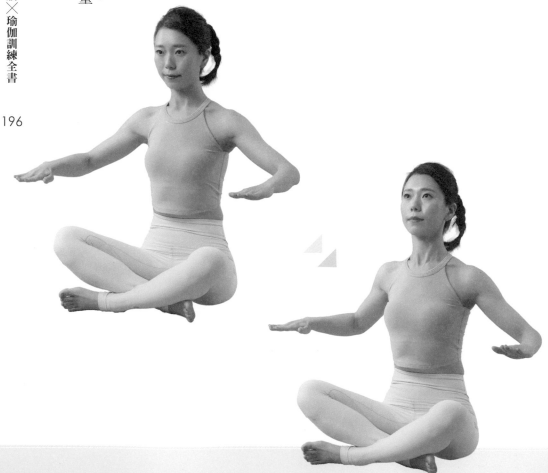

3. 保持輕柔、順暢的呼吸，仔細控制動作和力量，讓上背及肩膀後側能穩定保持收縮。

4. 仔細感知及探索動作時的身心反應，如肌筋膜的收縮與活動感、身體感覺的變化、內在感受和情緒的狀態及變化等，並依據身心感受即時調整力道及動作範圍。

5. 可停留至略有費力、緊縮或疲勞感之時間，並依自身狀況重複 3 ～ 5 回，結束後可自由地活動及舒展身體。

重點提醒

1. 此動作亦可採動態的方式進行，重複將雙手後推，挺胸抬頭後，再回復至起始位置，可操作至略有費力、緊縮或疲勞感之次數。

2. 若於過程中出現身體或心理較強烈的壓力反應，請隨時調整身體姿勢、動作範圍、力道，並確認呼吸是否保持輕柔、順暢。如調整後情況仍未改善，請暫停練習並讓自己稍做休息。

深前線

淺背線

淺前線

側線

螺旋線

手臂線

功能線

17

淺背手臂線手部收縮

效用 收縮及活化淺背手臂線手臂、手腕及手背區段,提升該區段肌筋膜的剛性與彈性。

相關組織 外側肌間隔膜、腕伸肌群等。

步驟

1. 盤坐或跪坐於地面上,並讓脊椎適度向上延伸,肩膀放鬆下沈。
   TIPS 此動作亦可坐在椅子上或採站姿進行。

2. 將雙手向前抬起,以適當的力量張開手掌,並將手腕彎起,使掌心朝向前方,再將雙手伸直推向前方,使手臂、手腕及手背產生收縮的力量。

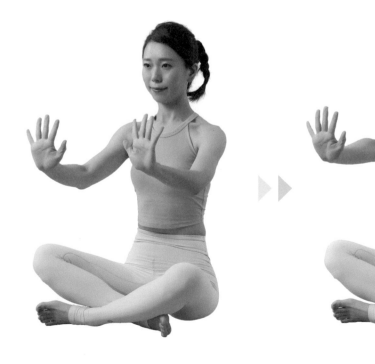

3. 保持輕柔、順暢的呼吸，仔細控制動作和力量，讓手臂、手腕及手背能穩定保持收縮。

4. 仔細感知及探索動作時的身心反應，如肌筋膜的收縮與活動感、身體感覺的變化、內在感受和情緒的狀態及變化等，並依據身心感受即時調整力道及動作範圍。

5. 可停留至略有費力、緊縮或疲勞感之時間，並依自身狀況重複 3 ～ 5 回，結束後可自由地活動及舒展身體。

重點提醒

1. 此動作亦可採動態的方式進行，重複將手掌張開，彎起手腕，再將雙手伸直推向前方後回復，可操作至略有費力、緊縮或疲勞感之次數。

2. 若於過程中出現身體或心理較強烈的壓力反應，請隨時調整身體姿勢、動作範圍、力道，並確認呼吸是否保持輕柔、順暢。如調整後情況仍未改善，請暫停練習並讓自己稍做休息。

深前線

淺背線

淺前線

側線

螺旋線

手臂線

功能線

18

淺背手臂線收縮整合

效用 收縮淺背手臂線所有區段，整合淺背手臂線肌筋膜張力，促進其共同收縮之協調性。

相關組織 淺背手臂線筋膜及肌群。

步驟

1. 仰躺將上背及頭部靠在瑜伽磚或枕上，雙腳膝蓋彎曲踩地，雙手向左右兩側打開，並讓脊椎適度延伸。

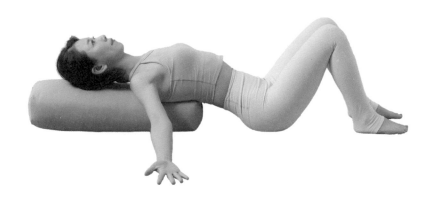

2. 以適當的力量將雙手向外伸直，張開手掌，並推向地面，同時收縮上背將胸口略微上推，微抬下巴，使整個淺背手臂線產生收縮的力量。

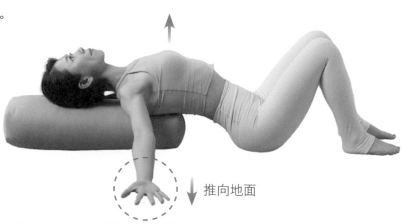

推向地面

3. 保持輕柔、順暢的呼吸，仔細控制動作和力量，讓整個淺背手臂線能穩定保持收縮。

4. 仔細感知及探索動作時的身心反應，如肌筋膜的收縮與活動感、身體感覺的變化、內在感受和情緒的狀態及變化等，並依據身心感受即時調整力道及動作範圍。

5. 可停留至略有費力、緊縮或疲勞感之時間，並依自身狀況重複 3 ～ 5 回，結束後可自由地活動及舒展身體。

重點提醒

1. 此動作建議於各區段的「收縮」練習後，再進行「收縮整合」練習，以達較佳效益。

2. 若於過程中出現身體或心理較強烈的壓力反應，請隨時調整身體姿勢、動作範圍、力道，並確認呼吸是否保持輕柔、順暢。如調整後情況仍未改善，請暫停練習並讓自己稍做休息。

深前線

淺背線

淺前線

側　線

螺旋線

手臂線

功能線

19

深背手臂線肩背伸展

效用 延伸深背手臂線背部及肩膀後側區段，釋放過度緊縮的肌筋膜張力，並促進其滑動性。

相關組織 大菱形肌、小菱形肌、提肩胛肌等。

步驟

1. 盤坐或跪坐於地面上，並讓脊椎適度向上延伸，肩膀放鬆下沈。

   TIPS 此動作亦可坐在椅子上或採站姿進行。

2. 將雙手十指互扣推向前方，同時將上背後推拱起，低頭並內收下巴，使背部及肩膀後側產生些微的伸張感。

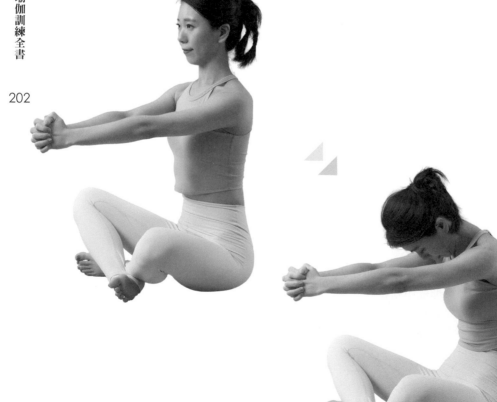

3. 保持輕柔、順暢的呼吸，維持穩定的前推力量，並讓雙手緩慢地上下來回移動。

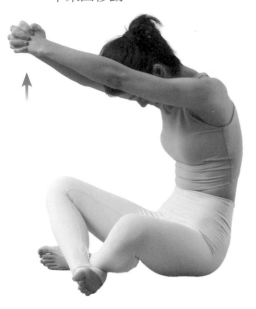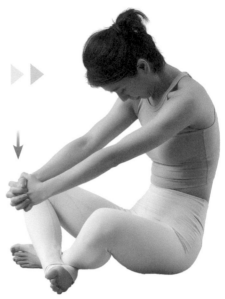

深前線

淺背線

淺前線

側線

螺旋線

手臂線

功能線

4. 仔細感知及探索動作時的身心反應，如皮膚和肌筋膜的伸張與活動感、身體感覺的變化、內在感受和情緒的狀態及變化等，並依據身心感受即時調整力道及動作範圍。

5. 可練習約 30 秒至 2 分鐘，結束後自由地活動及舒展身體，再換邊練習。

重點提醒

1. 動作時以略有皮膚或肌筋膜的輕柔伸張感即可，若肌筋膜的彈性及滑動性良好，你並不會出現痠或緊的感覺，請勿僅以是否有痠、緊等感覺來作為動作範圍的判斷依據。

2. 若於過程中出現身體或心理較強烈的壓力反應，請隨時調整身體姿勢、動作範圍、力道，並確認呼吸是否保持輕柔、順暢。如調整後情況仍未改善，請暫停練習並讓自己稍做休息。

20

深背手臂線上臂伸展

效用 延伸深背手臂線上臂背側區段，釋放過度緊縮的肌筋膜張力，並促進其滑動性。

相關組織 肱三頭肌等。

步驟

1. 雙膝跪於地面，脊椎及雙手向前延伸，讓胸口往下靠近地面，額頭放置於地面。

   TIPS 如膝蓋跪地刺激感過大，可墊毛巾或其他軟墊，以增加舒適度。

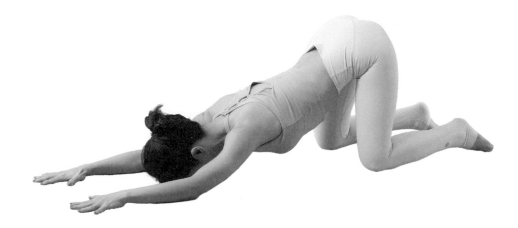

2. 將雙手手肘彎曲，十指後扣於頭部後方，再將胸口適度下推，使上臂背側產生些微的伸張感。

3. 保持輕柔、順暢的呼吸，維持穩定的後推力量，並讓胸肩緩慢地左右來回移動。

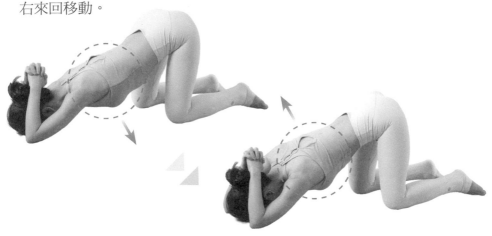

深前線

淺背線

淺前線

側線

螺旋線

手臂線

功能線

4. 仔細感知及探索動作時的身心反應，如皮膚和肌筋膜的伸張與活動感、身體感覺的變化、內在感受和情緒的狀態及變化等，並依據身心感受即時調整力道及動作範圍。

5. 可練習約 30 秒至 2 分鐘，結束後自由地活動及舒展身體。

變化動作

此動作亦可跪於地面，將雙手手肘支撐於椅子上進行。

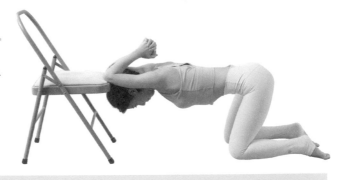

重點提醒

1. 動作時以略有皮膚或肌筋膜的輕柔伸張感即可，若肌筋膜的彈性及滑動性良好，你並不會出現痠或緊的感覺，請勿僅以是否有痠、緊等感覺來作為動作範圍的判斷依據。

2. 若於過程中出現身體或心理較強烈的壓力反應，請隨時調整身體姿勢、動作範圍、力道，並確認呼吸是否保持輕柔、順暢。如調整後情況仍未改善，請暫停練習並讓自己稍做休息。

205

21

深背手臂線腕部伸展

效用 延伸深背手臂線腕部區段，釋放過度緊縮的肌筋膜張力，並促進其滑動性。

相關組織 尺側副韌帶、小魚際肌等。

步驟

1. 盤坐或跪坐於地面上，並讓脊椎適度向上延伸，肩膀放鬆下沈。
   Tips 此動作亦可坐在椅子上或採站姿進行。

2. 將一手手肘彎曲抬至胸前，手掌心朝內並延伸手指，再以另一手握住小指及手掌，將手掌輕拉往胸口方向，使手腕處產生些微的伸張感。

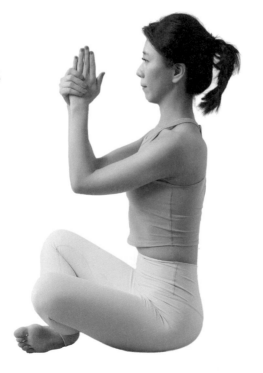
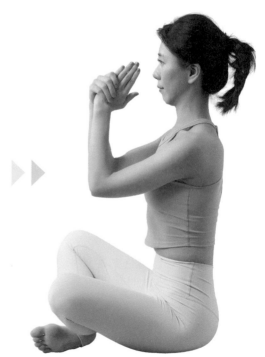

3. 保持輕柔、順暢的呼吸，維持穩定的拉伸力量，並讓手掌緩慢地左右來回移動。

4. 仔細感知及探索動作時的身心反應，如皮膚和肌筋膜的伸張與活動感、身體感覺的變化、內在感受和情緒的狀態及變化等，並依據身心感受即時調整力道及動作範圍。

5. 可練習約 30 秒至 2 分鐘，結束後自由地活動及舒展身體，再換邊練習。

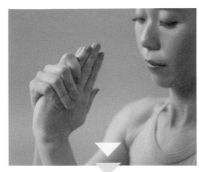
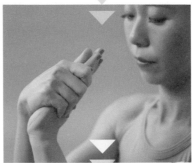
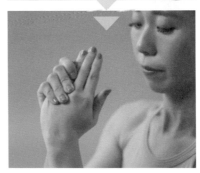

深前線

淺背線

淺前線

側　線

螺旋線

手臂線

功能線

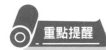

重點提醒

1. 如於手腕損傷急性期，不建議練習此動作。

2. 動作時以略有皮膚或肌筋膜的輕柔伸張感即可，若肌筋膜的彈性及滑動性良好，你並不會出現痠或緊的感覺，請勿僅以是否有痠、緊等感覺來作為動作範圍的判斷依據。

3. 若於過程中出現身體或心理較強烈的壓力反應，請隨時調整身體姿勢、動作範圍、力道，並確認呼吸是否保持輕柔、順暢。如調整後情況仍未改善，請暫停練習並讓自己稍做休息。

22

深背手臂線伸展整合

效用 延伸深背手臂線所有區段，整合深背手臂線肌筋膜張力，促進其伸張之協調性。

相關組織 深背手臂線筋膜及肌群。

步驟

1. 雙腳略微張開下蹲，並讓脊椎適度向上延伸，肩膀放鬆下沈。

2. 將雙手向前抬起後彎曲手肘，手掌置於大腿內側與側腹間，讓掌心朝向外側並延伸手指，再將肩膀和手肘略微下推往地面方向，同時將上背後推拱起，低頭內收下巴，使整個深背手臂線產生些微的伸張感。

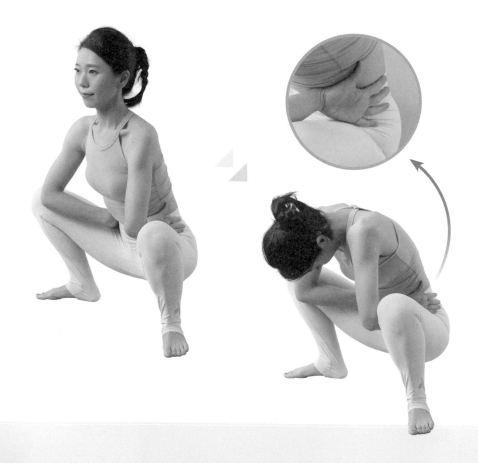

3. 保持輕柔、順暢的呼吸,仔細控制每個部位的延伸力道及角度,讓整個深背手臂線均衡且柔和地伸張。

4. 仔細感知及探索動作時的身心反應,如皮膚和肌筋膜的伸張與活動感、身體感覺的變化、內在感受和情緒的狀態及變化等,並依據身心感受即時調整力道及動作範圍。

5. 可練習約 30 秒至 2 分鐘,結束後可自由地活動及舒展身體。

深前線

淺背線

淺前線

側線

螺旋線

手臂線

功能線

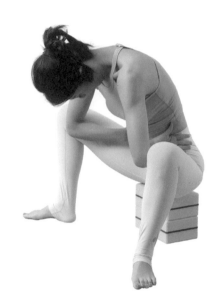

 變化動作

如以蹲姿進行不易穩定身體或感到不適,亦可坐在瑜伽磚、椅子或矮凳上進行。

🧘 重點提醒

1. 此動作建議於各區段的「伸展」練習後,再進行「伸展整合」練習,以達較佳效益。

2. 動作時以略有皮膚或肌筋膜的輕柔伸張感即可,若肌筋膜的彈性及滑動性良好,你並不會出現痠或緊的感覺,請勿僅以是否有痠、緊等感覺來作為動作範圍的判斷依據。

3. 若於過程中出現身體或心理較強烈的壓力反應,請隨時調整身體姿勢、動作範圍、力道,並確認呼吸是否保持輕柔、順暢。如調整後情況仍未改善,請暫停練習並讓自己稍做休息。

23

深背手臂線肩背收縮

效用 收縮及活化深背手臂線肩背區段，提升該區段肌筋膜的剛性與
彈性。

相關組織 大菱形肌、小菱形肌、提肩胛肌等。

步驟

1. 盤坐或跪坐於地面上，並讓脊椎適度向上延伸，肩膀放鬆下沈。

   Tips 此動作亦可坐在椅子上或採站姿進行。

2. 將雙手手肘彎曲，手指朝向前方，以適當的力量上抬肩膀，同時將
   手肘後推，使上背及肩膀後側產生收縮的力量。

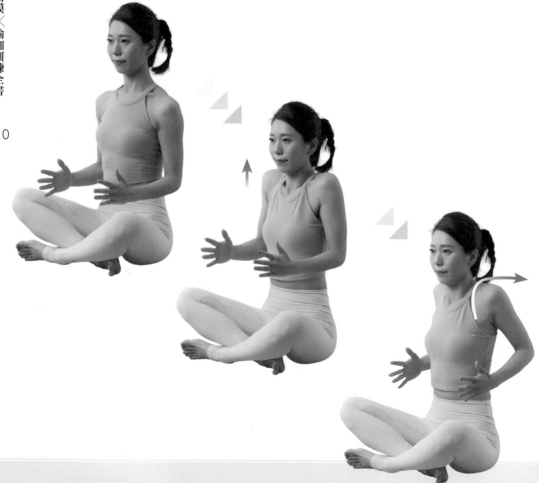

3. 保持輕柔、順暢的呼吸，仔細控制動作和力量，讓上背及肩膀後側能穩定保持收縮。

4. 仔細感知及探索動作時的身心反應，如肌筋膜的收縮與活動感、身體感覺的變化、內在感受和情緒的狀態及變化等，並依據身心感受即時調整力道及動作範圍。

5. 可停留至略有費力、緊縮或疲勞感之時間，並依自身狀況重複 3 ～ 5 回，結束後可自由地活動及舒展身體。

重點提醒

1. 此動作亦可採動態的方式進行，重複將手肘後推，再回復至起始位置，可操作至略有費力、緊縮或疲勞感之次數。

2. 若於過程中出現身體或心理較強烈的壓力反應，請隨時調整身體姿勢、動作範圍、力道，並確認呼吸是否保持輕柔、順暢。如調整後情況仍木改善，請暫停練習並讓自己稍做休息。

深前線

淺背線

淺前線

側線

螺旋線

手臂線

功能線

24

深背手臂線手部收縮

效用 收縮及活化深背手臂線手臂及手腕區段,提升該區段肌筋膜的剛性與彈性。

相關組織 肱三頭肌、尺側副韌帶、小魚際肌等。

步驟

1. 盤坐或跪坐於地面上,並讓脊椎適度向上延伸,肩膀放鬆下沈。

   Tips 此動作亦可坐在椅子上或採站姿進行。

2. 將雙手向前延伸,掌心朝向內側,以適當的力量伸直雙手,同時張開手指,並將手腕向下彎曲,使手臂及手腕下方產生收縮的力量。

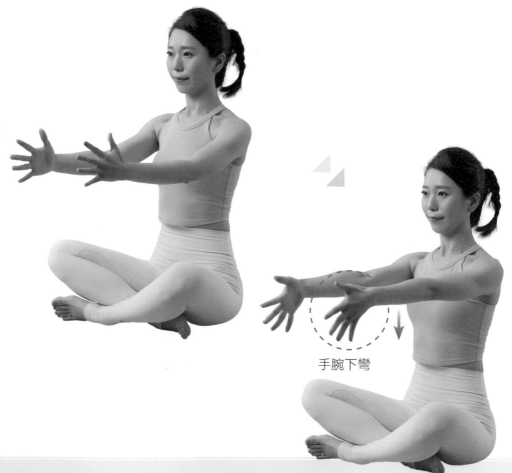

手腕下彎

3. 保持輕柔、順暢的呼吸，仔細控制動作和力量，讓手臂及手腕能穩定保持收縮。

4. 仔細感知及探索動作時的身心反應，如肌筋膜的收縮與活動感、身體感覺的變化、內在感受和情緒的狀態及變化等，並依據身心感受即時調整力道及動作範圍。

5. 可停留至略有費力、緊縮或疲勞感之時間，並依自身狀況重複 3 ～ 5 回，結束後可自由地活動及舒展身體。

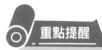
重點提醒

1. 此動作亦可採動態的方式進行，重複用力伸直雙手，張開手指，將手腕向下彎曲，再回復至起始位置，可操作至略有費力、緊縮或疲勞感之次數。

2. 若於過程中出現身體或心理較強烈的壓力反應，請隨時調整身體姿勢、動作範圍、力道，並確認呼吸是否保持輕柔、順暢。如調整後情況仍未改善，請暫停練習並讓自己稍做休息。

深前線

淺背線

淺前線

側　線

螺旋線

手臂線

功能線

25

深背手臂線收縮整合

效用 收縮深背手臂線所有區段，整合深背手臂線肌筋膜張力，促進
其共同收縮之協調性。

相關組織 深背手臂線筋膜及肌群。

步驟

1. 仰躺將上背及頭部靠在瑜伽磚或枕上，雙腳膝蓋彎曲踩地，雙手向
   左右兩側打開，手掌心朝前，並讓脊椎適度延伸。

2. 以適當的力量將雙手伸直，張開手掌，並將手掌外側推向地面，同
   時將肩胛骨內縮，微抬下巴，使整個深背手臂線產生收縮的力量。

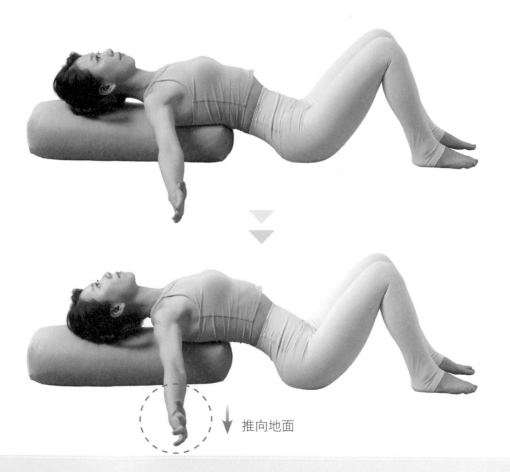

推向地面

3. 保持輕柔、順暢的呼吸，仔細控制動作和力量，讓整個深背手臂線能穩定保持收縮。

4. 仔細感知及探索動作時的身心反應，如肌筋膜的收縮與活動感、身體感覺的變化、內在感受和情緒的狀態及變化等，並依據身心感受即時調整力道及動作範圍。

5. 可停留至略有費力、緊縮或疲勞感之時間，並依自身狀況重複 3 ～ 5 回，結束後可自由地活動及舒展身體。

 重點提醒

1. 此動作建議於各區段的「收縮」練習後，再進行「收縮整合」練習，以達較佳效益。
2. 若於過程中出現身體或心理較強烈的壓力反應，請隨時調整身體姿勢、動作範圍、力道，並確認呼吸是否保持輕柔、順暢。如調整後情況仍未改善，請暫停練習並讓自己稍做休息。

深前線

淺背線

淺前線

側　線

螺旋線

手臂線

功能線

練習小教室

由於**手臂線**與**螺旋線**及**功能線**具有相互的連結性，建議可搭配練習，以提升整體效果。

需要再一次提醒的是，身體感到不適的部位，經常是其他部位筋膜張力問題所導致，所以應該著重在整條肌筋膜線的均衡訓練，而非只針對感到不適的部位進行伸張或收縮訓練。

以整體的觀點來調整及訓練筋膜，才能較全面地促進筋膜健康；單一部位的伸張，經常是因為神經系統的牽張反應，而讓人獲得暫時性的症狀緩解，但那不見得是理想的筋膜調整策略，也可能會造成更多的筋膜張力失衡問題。

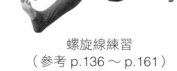

螺旋線練習
（參考 p.136 ～ p.161）

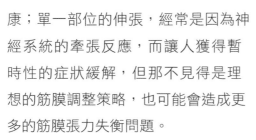

手臂線練習
（參考 p.165 ～ p.215）

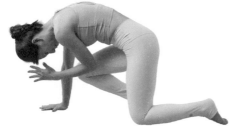

功能線練習
（參考 p.219 ～ p.222）

▲手臂線與螺旋線及功能線具有相互的連結性，建議可搭配練習，以提升整體效果。

功能線

　　肌筋膜的功能線分布於身體的前、後側及兩側，前側的功能線從大腿內側、腹部，連結到對側的胸大肌，在身體前方以兩條交叉的肌筋膜線形式呈現；背側的功能線則是從小腿上端、大腿後側，通過臀部連接到對側的腰背部，同樣是以兩條交叉的肌筋膜線形式在身體背面呈現；側面的功能線則是從小腿上端的內側，經過膝蓋內側，一路連接骨盆外側、側腹到背部外側。

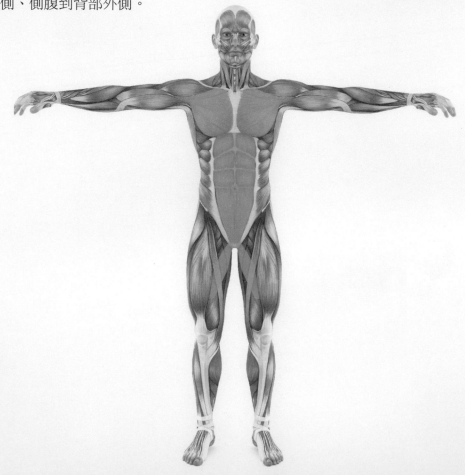

功能線主要與日常生活的動作進行較為相關，與姿勢性的代償關連度較低，因此你可以將它視為是主司運動的肌筋膜線，例如：跑步、踢足球、打羽球、投棒球等動作，都是功能線的主要運作方式。由於功能線的運作多與動態動作有關，所以在功能線的練習部分，將會著重在動作進行時的整體協調性及動態過程。

　　另外，因為側功能線的運作方式較難透過瑜伽動作呈現，故本書裡的練習方式將不包含側功能線。

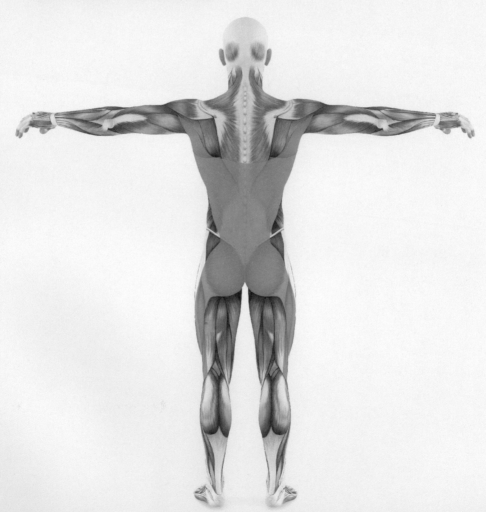

1 前側功能線動作整合

效 用 活化前側功能線，促進前側功能線的運作和動作協調能力。

相關組織 內收長肌、腹直肌外鞘、胸大肌等。

步 驟

1. 雙膝跪地，雙手穩定支撐於肩膀下方，並讓脊椎延伸接近中立位置。

   TIPS 如膝蓋跪地刺激感過大，可墊毛巾或其他軟墊，以增加舒適度。

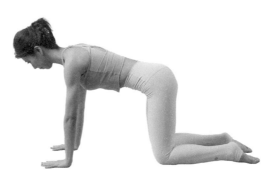

2. 將對側手腳抬起並前後延伸，再將腹部收縮拱背，同時將手肘彎曲，後推往肚臍方向，後腳膝蓋彎曲，前推往肚臍方向。重複以此方式動態延伸和內縮身體前側。

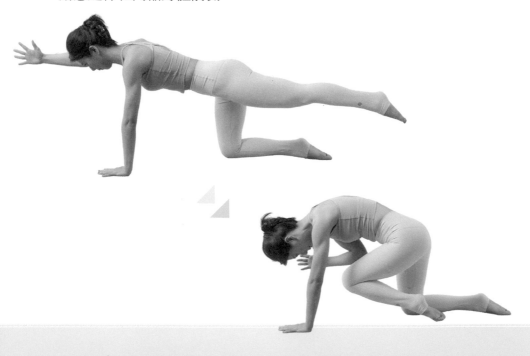

3. 動作時請保持輕柔、順暢的呼吸，仔細控制動作和力量，盡可能讓身體前側與手腳同時啟動收縮及伸張的動作，並流暢轉換動作，均衡地延伸和收縮前側功能線。

4. 仔細感知及探索動作時的身心反應，如肌筋膜的活動感、動作的穩定與流暢感、身體感覺的變化、內在感受和情緒的狀態及變化等，並依據身心感受即時調整力道及動作範圍。

5. 可操作至略有費力或疲勞感，但仍可保持動作協調及穩定之次數，結束後可自由地活動及舒展身體，再換邊練習。

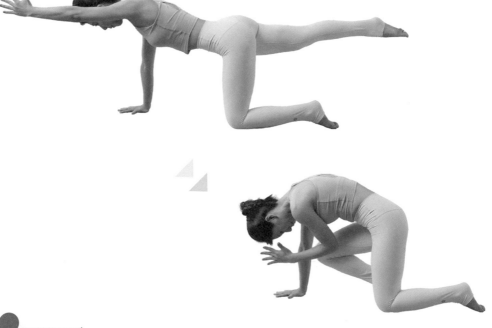

重點提醒

若於過程中出現身體或心理較強烈的壓力反應，請隨時調整身體姿勢、動作範圍、力道，並確認呼吸是否保持輕柔、順暢。如調整後情況仍未改善，請暫停練習並讓自己稍做休息。

2 背側功能線動作整合

效用 活化背側功能線，促進背側功能線的運作和動作協調能力。

相關組織 股外側肌、臀大肌、腰背筋膜、闊背肌等。

步驟

1. 俯臥於地面上，一手彎曲支撐於身體前側，將胸口及頭部略微抬起，讓脊椎均衡伸展，另一手及其對側腳抬起並前後延伸，另一腳向後延伸輕壓於地面上。

   TIPS 脊椎不需要彎曲及抬起過高，以維持脊椎關節動作的均衡，避免不需要的壓力產生。

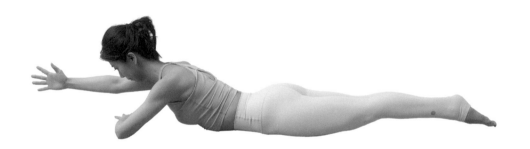

2. 將背部收縮，略微增加脊椎上抬後彎之角度，彎曲抬起手之手肘並後推，使上背外側收縮，同時彎曲抬起腳之膝蓋，並將大腿略微抬高，使臀部及大腿後側收縮。重複將此方式動態延伸和收縮身體背側。

深前線

淺背線

淺前線

側線

螺旋線

手臂線

功能線

221

3. 動作時請保持輕柔、順暢的呼吸，仔細控制動作和力量，盡可能讓身體背側與手腳同時啟動收縮及伸張的動作，並流暢轉換動作，均衡地延伸和收縮背側功能線。

4. 仔細感知及探索動作時的身心反應，如肌筋膜的活動感、動作的穩定與流暢感、身體感覺的變化、內在感受和情緒的狀態及變化等，並依據身心感受即時調整力道及動作範圍。

5. 可操作至略有費力或疲勞感，但仍可保持動作協調及穩定之次數，結束後可自由地活動及舒展身體，再換邊練習。

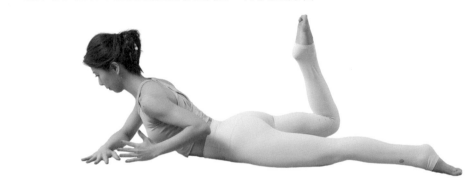

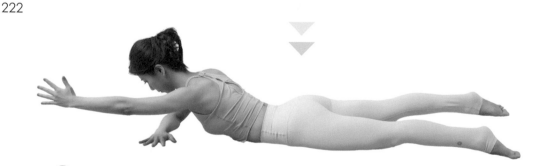

重點提醒

若於過程中出現身體或心理較強烈的壓力反應，請隨時調整身體姿勢、動作範圍、力道，並確認呼吸是否保持輕柔、順暢。如調整後情況仍未改善，請暫停練習並讓自己稍做休息。

雖然功能線與姿勢的維持相關性較低，但其他筋膜線所導致的姿勢性問題，也會影響功能線動作時的品質，因此建議在訓練功能線前，可以先適度調整其他肌筋膜線的張力，以優化動態動作的品質。

同時，在練習功能線的動作時，可多專注在動作進行的流暢度，及整條功能線的共同收縮與伸張，針對其動態運作特性進行訓練。

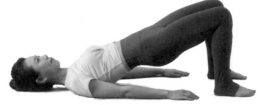

淺背線練習（參考 p.68 ～ p 88）

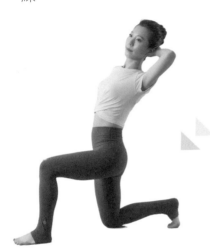

淺前線練習
（參考 p.91 ～ p.111）

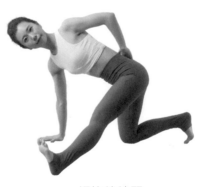

螺旋線練習
（參考 p.136 ～ p.161）

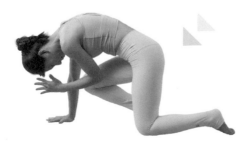

功能線練習
（參考 p.219 ～ p.222）

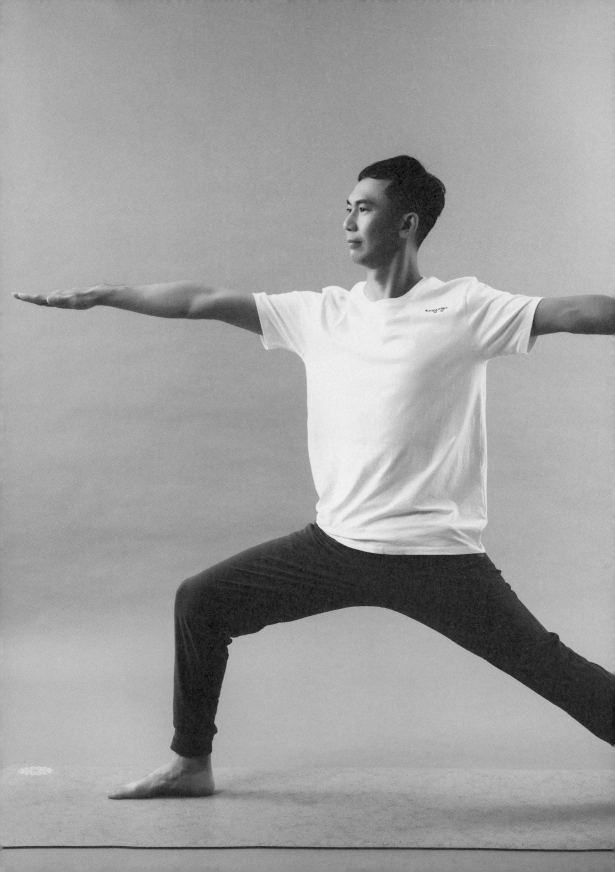

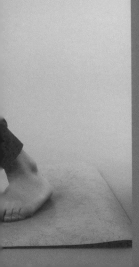

FASCIA × YOGA

第 **4** 章
綜合性練習範例

雖然我們在前面的練習指引中，較強調每一條肌筋膜線各自的張力調整，這樣的做法能對不同肌筋膜線進行針對性的訓練。不過由於每條肌筋膜線彼此相連，我們也能透過綜合性的訓練來提升筋膜健康，促進運動的流暢與協調能力，以及改善個人的姿態與身心健康。

接下來將介紹四套綜合性練習序列，提供給大家作為參考，你可以依照個人情況選擇練習的序列，或是在序列中自由增減動作，以符合個人的需求。

綜合性練習一

適合對象　久坐族、彎腰駝背、下背或髖部不適者等。

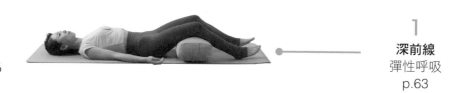

1
深前線
彈性呼吸
p.63

2
手臂線
淺背手臂線肩背收縮
（動態）
p.196

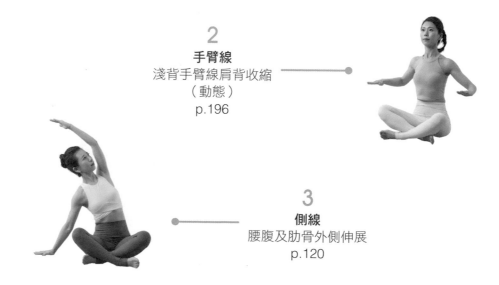

3
側線
腰腹及肋骨外側伸展
p.120

4
淺背線
足底與踝部伸展
p.68

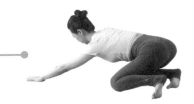

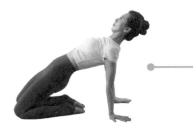

5
淺前線
大腿前側伸展
p.94

6
螺旋線
肋骨外側收縮
p.156

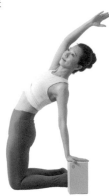

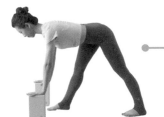

7
淺背線
大腿及骨盆後側伸展
p.73

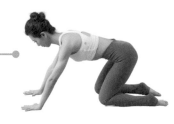

8
螺旋線
腹部伸展
p.140

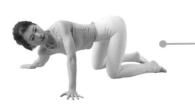

9
手臂線
淺前手臂線胸肩伸展
p.165

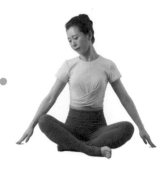
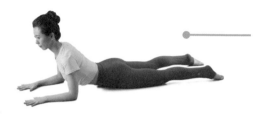
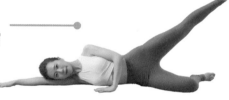
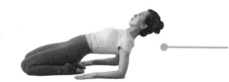
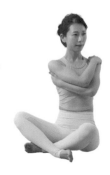
筋膜╳瑜伽訓練全書

綜合性練習二

適合對象 肩頸緊繃不適、呼吸不順暢、手肘或手腕不適者等。

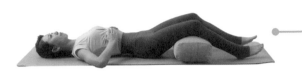

1
深前線
完全呼吸
p.62

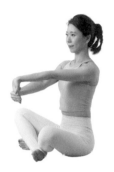

2
手臂線
淺前手臂線手部伸展
p.167

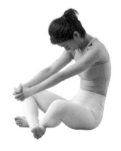

3
手臂線
深背手臂線肩背伸展
p.202

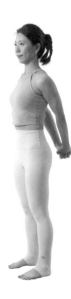

4
手臂線
淺前手臂線胸肩伸展
p.165

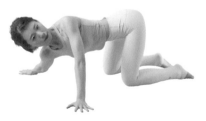

5
手臂線
深前手臂線胸肩伸展
p.178

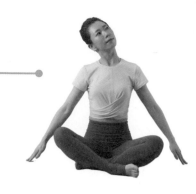

6
淺前線
頸部伸展
p.99

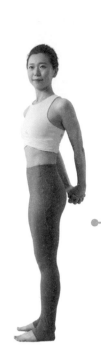

7
螺旋線
肋骨外側伸展
p.142

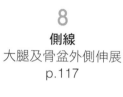

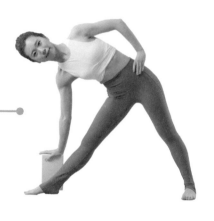

8
側線
大腿及骨盆外側伸展
p.117

9
側線
側線伸展整合
p.124

10
螺旋線
肩胛骨內側伸展
p.144

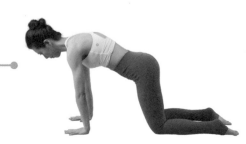

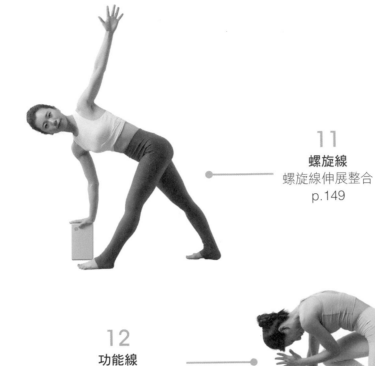

11
螺旋線
螺旋線伸展整合
p.149

12
功能線
前側功能線動作整合
p.219

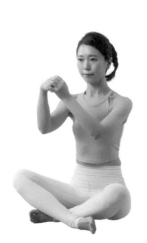

13
手臂線
淺背手臂線手部伸展
p.192

綜合性練習三

適合對象 身心緊繃、失眠、易感到焦慮或持續性疼痛者等。

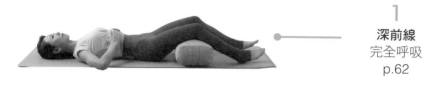

1
深前線
完全呼吸
p.62

2
淺前線
頸部伸展
p.99

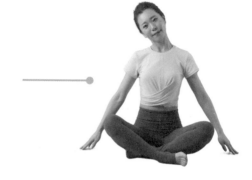

3
手臂線
淺背手臂線肩背伸展
p.190

4
深前線
腿部內側伸展
p.65

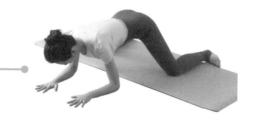

5
淺背線
背部與頸部後側伸展
p.76

筋膜╳瑜伽訓練全書

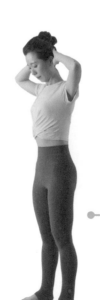

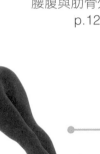

6
淺前線
腹部與胸前側伸展
p.97

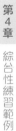

7
側線
腰腹與肋骨外側伸展
p.120

8
淺背線
足踝與小腿後側伸展
p.70

9
手臂線
淺背手臂線肩背收縮
（動態）
p.196

10
淺背線
大腿與骨盆後側收縮
（動態）
p.83

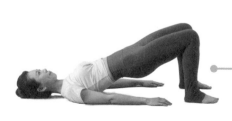

11
深前線
完全呼吸
p.62

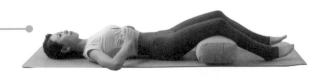

綜合性練習四

適合對象 身心不平穩、過度柔軟、易感到無力或缺乏活力者等。

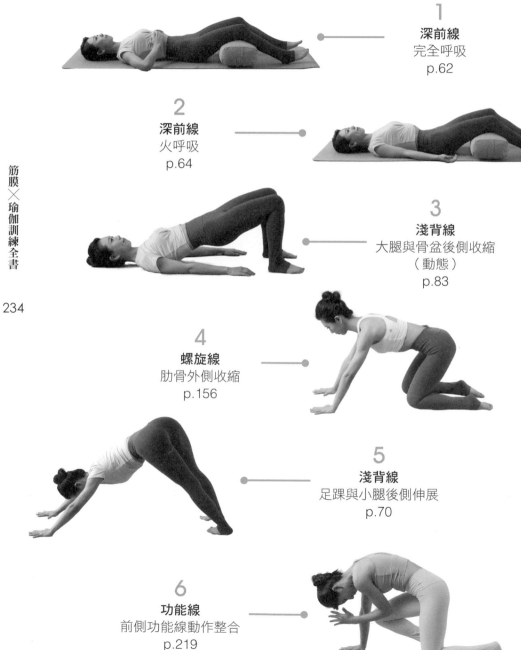

1
深前線
完全呼吸
p.62

2
深前線
火呼吸
p.64

3
淺背線
大腿與骨盆後側收縮
（動態）
p.83

4
螺旋線
肋骨外側收縮
p.156

5
淺背線
足踝與小腿後側伸展
p.70

6
功能線
前側功能線動作整合
p.219

筋膜×瑜伽訓練全書

234

7
淺背線
背部與頸部後側收縮
p.85

8
功能線
背側功能線動作整合
p.221

9
側線
大腿與骨盆外側收縮
p.128

10
側線
腰腹與肋骨外側伸展
p.120

11
螺旋線
腹部收縮
p.154

12
手臂線
淺背手臂線收縮整合
p.200

後記

隨著筋膜科學的發展，許多專業人士已陸續發展出各種促進筋膜健康的技法，許多方法也經過科學及臨床的實證，確實能對筋膜產生良好的健康效益。但我們需要了解的是，每種方法各有其切入的角度，能涵蓋及產生助益的面向也有所不同，當然也會有各自的侷限，因此我們難以透過單一方式來促進筋膜的全面健康，包含我在書中介紹的練習方式也是如此。

所以我會鼓勵每一位朋友，除了自己平時慣常使用或喜愛的筋膜保健方法外，也可以多多嘗試不同的方式，而透過不同型態的運動，也可以使筋膜產生更全面、更具適應性的進展。不過，我想再次提醒，由於人體科學是如此的博大精深，各項研究與發現也不斷在更新，過去有許多被認為對身心健康有助益的方法，也不停地在被推翻與修正，因此持續更新知識與技巧絕對有其必要性存在。如果你不知該從何著手，我會強烈建議尋求學有專精並能與時俱進的專業人士協助。

最後也希望這本書的出版，能帶給人們一些啟發和幫助，協助大家更了解自己的身體，以及身心相互依存的重要性。當然，也希望每一位朋友都能為自己打造出一副強健的筋膜，創造豐盛的內在體驗，並擁有健康且精彩的人生。

參考文獻

Adrianna Gatt, Sanjay Agarwal, & Patrick M. Zito. （2022）. Anatomy, Fascia Layers. StatPearls Publishing. https://www.ncbi.nlm.nih.gov/books/NBK526038/

Anatomy Trains （2017）. Q & A with Tom: Hydration in the Fascial Matrix. Anatomy Trains. https://www.anatomytrains.com/blog/2017/07/24/q-tom-hydration-fascial-matrix/

Andrea Mohrle. （n.d.）. Breathing Issues. Counterstrain. https://counterstrain.com/conditions/breathing-issues/

Arielle Schwartz. （2022）. Fascia and the Vagus Nerve: Healing from the Inside Out. YogaU. https://yogauonline.com/yoga-for-stress-relief/fascia-and-vagus-nerve-healing-inside-out

Berrueta L, Bergholz J, Munoz D, Muskaj I, Badger GJ, Shukla A, Kim HJ, Zhao JJ, Langevin HM. （2018）. Stretching Reduces Tumor Growth in a Mouse Breast Cancer Model. Sci Rep. 8（1）:7864. doi: 10.1038/s41598-018-26198-7. Erratum in: Sci Rep. 2018 Nov 16;8（1）:17226. PMID: 29777149; PMCID: PMC5959865.

Bordoni B, Marelli F: Emotions in Motion: Myofascial Interoception. Complement Med Res 2017;24:110-113. doi: 10.1159/000464149.

Bruno Bordoni, Marta Simonelli, & Bruno Morabito. （2019）. The Other Side of the Fascia: The Smooth Muscle Part 1. Cureus. 11（5）:e4651. doi: 10.7759/cureus.4651. PMID: 31312576; PMCID: PMC6624154.

Bruno Bordoni, Marta Simonelli, & Bruno Morabito. （2019）. The Other Side of the Fascia: Visceral Fascia, Part 2. Cureus. 11（5）:e4632. doi: 10.7759/cureus.4632. PMID: 31312558; PMCID: PMC6623997.

Bordoni B, Simonelli M, & Morabito B. （2019）. The Fascial Breath. Cureus. 11（7）:e5208. doi: 10.7759/cureus.5208. PMID: 31565613; PMCID: PMC6758955.

C. Fede, G. Albertin, L. Petrelli, M.M. Sfriso, C. Biz, R. De Caro, & C. Stecco （2016）. Expression of the Endocannabinoid Receptors in Human Fascial Tissue. Eur J Histochem. https://www.ncbi.nlm.nih.gov/pmc/articles/PMC4933831/

Christoph Heppeler. （2020）. FASCIA TRAINING CAN BOOST YOUR IMMUNE SYSTEM. Blackroll. https://www.blackroll.com.au/blogs/news/fascia-training-can-boost-your-immune-system

CoreWalking. （n.d.）. Walking and Breathing: The Psoas muscle and the Diaphragm. CoreWalking. https://www.corewalking.com/walking-and-breathing-the-psoas-muscle-and-the-diaphragm/

Cynthia J. Price & Helen Y. Weng. （2021）. Facilitating Adaptive Emotion Processing and Somatic Reappraisal via Sustained Mindful Interoceptive Attention. Front Psychol. 12:578827. doi: 10.3389/fpsyg.2021.578827. PMID: 34566738; PMCID: PMC8457046.

David Lesondak. （2018）. Fascia: What it is and why it matters. Handspring Pub Ltd.

Eccles JA, Beacher FD, Gray MA, Jones CL, Minati L, Harrison NA, Critchley HD. （2012）. Brain structure and joint hypermobility: relevance to the expression of psychiatric symptoms. Br J Psychiatry. 200（6）:508-9. doi: 10.1192/bjp.bp.111.092460. Epub 2012 Apr 26. PMID: 22539777; PMCID: PMC3365276.

Fascia Australia. （2020）. FASCIA AND THE LYMPHATIC SYSTEM. Fascia Australia. https://fasciaaustralia.com.au/fascia-and-the-lymphatic-system/

Khalsa SS, Adolphs R, Cameron OG, Critchley HD, Davenport PW, Feinstein JS, Feusner JD, Garfinkel SN, Lane RD, Mehling WE, Meuret AE, Nemeroff CB, Oppenheimer S, Petzschner FH, Pollatos O, Rhudy JL, Schramm LP, Simmons WK, Stein MB, Stephan KE, Van den Bergh O, Van Diest I, von Leupoldt A, Paulus MP; Interoception Summit 2016 participants. （2018）. Interoception and Mental Health: A Roadmap. Biol Psychiatry Cogn Neurosci Neuroimaging. 3（6）:501-513. doi: 10.1016/j.bpsc.2017.12.004. Epub 2017 Dec 28. PMID: 29884281; PMCID: PMC6054486.

Leon Chaitow. （2009）. Research in Water and Fascia: Micro-tornadoes, hydrogenated diamonds & nanocrystals. Massage Today. https://www.massagetoday.com/articles/14012/Research-in-Water-and-Fascia

Langevin HM, Keely P, Mao J, Hodge LM, Schleip R, Deng G, Hinz B, Swartz MA, de Valois BA, Zick S, Findley T. （2016）. Connecting （T）issues: How Research in Fascia Biology Can Impact Integrative Oncology. Cancer Res. 76（21）:6159-6162. doi: 10.1158/0008-5472.CAN-16-0753. Epub 2016 Oct 11. PMID: 27729327.

Mallorquí-Bagué N, Garfinkel SN, Engels M, Eccles JA, Pailhez G, Bulbena A, Critchley HD. （2014）. Neuroimaging and psychophysiological investigation of the link between anxiety, enhanced affective reactivity and interoception in people with joint hypermobility. Front Psychol. 5:1162. doi: 10.3389/fpsyg.2014.01162. PMID: 25352818; PMCID: PMC4196473.

Michalak, J., Aranmolate, L., Bonn, A. et al.（2022）. Myofascial Tissue and Depression. Cogn Ther Res 46, 560–572（2022）. https://doi.org/10.1007/s10608-021-10282-w

Robert Schleip & Amanda Baker.（2015）. Fascia in Sport and Movement. Handspring Pub Ltd.

Russell Schierling.（2018）. Blood, Lymph, And Other Bodily Fluids As Fascia? DOCTOR SCHIERLING. https://doctorschierling.com/blog/blood-lymph-and-other-bodily-fluids-as-fascia

Russell Schierling.（2018）. Dr. Bruno Bordoni On Fascia And Its Relationship To Pain And Disease. DOCTOR SCHIERLING. https://doctorschierling.com/blog/dr-bruno-bordoni-on-fascia-and-its-relationship-to-pain-and-disease

Russell Schierling.（2018）. Fascia, Breathing Difficulties, Rib Tissue Pain, And Copd. DOCTOR SCHIERLING. https://doctorschierling.com/blog/fascia-breathing-difficulties-rib-tissue-pain-and-copd

Thomas W. Myers.（2020）. Anatomy Trains, fourth edition. Elsevier Limited.

Til Luchau.（2019）. BREATHING DEEPLY: MYOFASCIAL TECHNIQUES FOR THE DIAPHRAGM. Massage magazine. https://www.massagemag.com/myofascial-techniques-119677/

Andrew Biel.（2021）。人體解剖全書 - 第三版（謝伯讓、高薏涵、黃馨弘譯）。楓葉社文化（原著出版於 2019 年）。

Caroline Williams.（2022）。愈動愈成功（閻蕙群譯）。采實文化（原著出版於 2021 年）。

David Lesondak.（2020）。筋膜解密（李冠甫、胡椀婷、陳佳妤譯）。台灣愛思唯爾（原著出版於 2018 年）。

Daniel Fenster.（2022）。筋膜自療聖經（王念慈譯）。境好出版（原著出版於 2020 年）。

Dietrich Gronemeyer.（2019）。背脊‧肌筋膜照護百科解剖書（廖芳婕譯）。健康你好（原著出版於 2017 年）。

Gabriele Kiesling.（2021）。〈圖解〉物理治療 - 肌筋膜慣性疼痛（況宜珊譯）。和平國際（原著出版於 2018 年）。

Joanne Avison.（2020）。給瑜伽‧健身‧治療師的筋膜解析書（林麗雪譯）。采實文化（原著出版於 2015 年）。

Robert Schleip & Amanda Baker.（2018）。筋膜運動學（王子娟、曾子嘉、傅士豪、周品浩、李威、林振剛譯）。易利圖書（原著出版於 2015 年）。

Robert Schleip & Johanna Bayer.（2018）。肌筋膜健身全書（呂以榮、劉彬彬譯）。商周出版（原著出版於 2016 年）。

Thomas W. Myer.（2021）。解剖列車 - 第四版（王偉全、王朝慶、邱熙亭、蔡忠憲譯）。台灣愛思唯爾（原著出版於 2021 年）。

參考文獻

HealthTree
健康樹　健康樹 176

筋膜 X 瑜伽訓練全書

作　　　　者　蔡士傑（Janus Tsai）
動 作 示 範　林宜臻（Sunny Lin）
攝　　　　影　力馬亞文化創意社
梳　　　　化　賴韻年
服 飾 提 供　easyoga
封 面 設 計　張天薪
版 型 設 計　theBAND・變設計— Ada
行 銷 企 劃　蔡雨庭・黃安汝
出版一總編輯　紀欣怡

出 版 發 行　采實文化事業股份有限公司
業 務 發 行　張世明・林踏欣・林坤蓉・王貞玉
國 際 版 權　鄒欣穎・施維真・王盈潔
印 務 採 購　曾玉霞
會 計 行 政　李韶婉・許俶瑀・張婕莛
法 律 顧 問　第一國際法律事務所　余淑杏律師
電 子 信 箱　acme@acmebook.com.tw
采 實 官 網　http://www.acmebook.com.tw
采 實 臉 書　http://www.facebook.com/acmebook01

Ｉ　Ｓ　Ｂ　Ｎ　978-626-349-265-3
定　　　　價　450 元
初 版 一 刷　2023 年 5 月
劃 撥 帳 號　50148859
劃 撥 戶 名　采實文化事業股份有限公司
　　　　　　104 台北市中山區南京東路二段 95 號 9 樓
　　　　　　電話：(02)2511-9798
　　　　　　傳真：(02)2571-3298

國家圖書館出版品預行編目資料

筋膜 X 瑜伽訓練全書/ 蔡士傑著 . -- 初版 .
-- 臺北市：采實文化事業股份有限公司，
2023.05
240 面；17*23　公分 . -- (健康樹；176)
ISBN 978-626-349-265-3(平裝)

1.CST: 瑜伽 2.CST: 肌筋膜放鬆術
3.CST: 運動健康

1.CST: 食譜 2.CST: 健康飲食

411.15　　　　　　　　　112004909

采實出版集團
ACME PUBLISHING GROUP